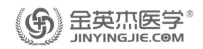

口腔执业医师资格考试
命题规律之专项夺分题典

儿童口腔医学　口腔黏膜病学

赵庆乐 ◎ 主编
金英杰医学教育研究院 ◎ 组织编写

全国百佳图书出版单位
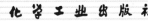
·北京·

目录

儿童口腔医学 / 001

　　第一单元　龋病 ··· 003

　　第二单元　牙髓病与根尖周病 ·· 025

　　第三单元　咬合发育问题 ·· 050

　　第四单元　牙齿发育异常 ·· 060

　　第五单元　牙外伤 ··· 067

口腔黏膜病学 / 075

　　第一单元　口腔黏膜感染性疾病 ··· 077

　　第二单元　口腔黏膜超敏反应性疾病 ·· 096

　　第三单元　口腔黏膜溃疡性疾病 ··· 100

　　第四单元　口腔黏膜大疱类疾病 ··· 110

　　第五单元　口腔斑纹类疾病 ··· 112

　　第六单元　唇舌疾病 ·· 122

　　第七单元　性传播疾病的口腔表征 ··· 127

儿童口腔医学

第一单元　龋病

1. 下述哪一项不是判断乳牙接近替换期的表现
A. 牙冠破坏大　　　　　　B. 临床Ⅲ度松动　　　　　　C. 恒牙胚牙根已形成一半
D. 恒牙胚位置已接近乳牙根分叉　　E. 乳牙根吸收已达 1/2
【答案】A
【解析】牙冠破坏大仅能说明该乳牙不能保留，不是乳牙接近替换期的表现，故选A。临床Ⅲ度松动说明乳牙即将脱落，恒牙胚牙根形成一半以上、乳牙根吸收已达1/2、恒牙胚位置已接近乳牙根分叉均预示恒牙即将萌出。

【破题思路】

乳牙接近替换期的表现	临床Ⅲ度松动 恒牙胚牙根已形成一半 恒牙胚位置已接近乳牙根分叉 乳牙根吸收已达 1/2

2. 乳牙患龋的最好发牙位是
A. 上颌乳磨牙　　　　　　B. 下颌乳磨牙　　　　　　C. 上颌乳切牙
D. 上颌乳尖牙　　　　　　E. 下颌乳前牙
【答案】B
【解析】乳牙患龋以下颌乳磨牙最多，上颌乳磨牙和上颌乳前牙为次，下颌乳前牙最少，故选B。

【破题思路】乳牙患龋：下颌乳磨牙 > 上颌乳磨牙 > 上颌乳前牙 > 下颌乳前牙。

3. 乳牙龋最不好发的牙位是
A. 上颌第一乳磨牙　　　　B. 上颌前牙　　　　　　　C. 下颌前牙
D. 乳尖牙　　　　　　　　E. 下颌第二乳磨牙
【答案】C
【解析】乳牙患龋以下颌乳磨牙最多，上颌乳磨牙和上颌乳前牙为次，下颌乳前牙最少，故选C。

【破题思路】乳牙患龋：下颌乳磨牙 > 上颌乳磨牙 > 上颌乳前牙 > 下颌乳前牙。

4. 乳牙龋药物治疗时，具有腐蚀性的药物是
A. 2% 氟化钠　　　　　　B. 8% 氟化钠　　　　　　　C. 10% 酸性氟磷酸
D. 38% 氟化氨银　　　　　E. 8% 氟化亚锡溶液
【答案】D
【解析】药物治疗时，常用药物：2%氟化钠、8%氟化亚锡、1.23%酸性氟磷酸钠溶液、10%氨硝酸银、38%氟化氨银、氟保护漆和75%氟化钠甘油糊剂等。氨硝酸银、氟化氨银有腐蚀性，不可用于不合作的患儿，故选D。

【破题思路】

药物治疗	名称	注意事项
无腐蚀性	氟：2%氟化钠、8%氟化亚锡、1.23%酸性氟磷酸钠溶液、75%氟化钠甘油糊剂	—
有腐蚀性	银：10%氨硝酸银、38%氟化氨银	不可用于不合作的患儿

5. 乳牙易患龋的因素不正确的是
A. 口腔自洁和清洁作用差　　　　　　B. 儿童饮食多为软质饮食

C.乳牙的釉质、牙本质薄、抗酸力强　　　　D.乳牙牙颈部明显缩窄
E.邻牙之间为面的接触
【答案】C
【解析】乳牙易患龋的因素如下。乳牙解剖形态的特点：乳牙牙颈部缩窄，牙冠近颈1/3隆起，邻牙之间面面接触，殆面沟裂点隙及生理间隙容易滞留食物，成为不洁区。乳牙组织结构特点：釉质、牙本质薄、钙化度低、抗酸力弱。食物：软质食物，黏稠、含糖量高，易发酵产酸。口腔自洁和清洁作用差。此题故选C。

> 【破题思路】乳牙易患龋的因素
> 乳牙解剖形态的特点：乳牙牙颈部缩窄，牙冠近颈1/3隆起，邻牙之间面面接触，殆面沟裂点隙及生理间隙容易滞留食物，成为不易自洁区。
> 乳牙组织结构特点：釉质、牙本质薄、钙化度低、抗酸力弱。
> 食物：软质食物，黏稠、含糖量高，易发酵产酸。
> 口腔卫生差。

6.下列哪一项不是乳牙龋蚀的特点
A.患龋率高于恒牙　　　　　　　　　　　　B.龋齿多发
C.龋蚀在短时间内转变为牙髓炎等　　　　　D.自觉症状不明显
E.修复性牙骨质形成活跃
【答案】E
【解析】乳牙龋齿的特点是发病早，患龋率高；龋蚀进展快，在短时间内转变为牙髓炎，龋齿多发，范围广泛，自觉症状不明显，修复性牙本质形成活跃，此题故选E。

> 【破题思路】乳牙龋齿的特点：
> 乳牙在萌出后不久即可患龋，乳牙龋病发生较早；
> 患龋率高，龋蚀进展快，龋齿多发，范围广泛；
> 自觉症状不明显，修复性牙本质形成活跃。

7.乳牙龋病的治疗目的不会是
A.终止龋蚀的发展　　　　　B.保护根髓的正常活力　　　　　C.恢复牙体的外形和咀嚼功能
D.维持牙列的完整性　　　　E.有利于颌骨的生长发育
【答案】B
【解析】乳牙龋齿治疗的目的是终止龋蚀的发展，保护牙髓的正常活力，牙髓包括冠髓和根髓，故选B；恢复牙体的外形和咀嚼功能，维持牙列的完整性，使乳牙能够正常替换，有利于颌骨的生长发育。

> 【破题思路】乳牙龋齿治疗的目的：
> 终止龋蚀的发展，保护牙髓的正常活力，避免因龋而引发的并发症；
> 恢复牙体的外形和咀嚼功能；
> 维持牙列的完整性，使乳牙能够正常替换，有利于颌骨的生长发育。

8.乳牙易产生继发龋的原因不是
A.乳牙矿化程度偏低　　　　B.感染的软化牙本质未除尽　　　C.无基釉或充填体折裂
D.不良修复体　　　　　　　E.充填材料中氟的释放较少
【答案】E
【解析】乳牙易产生继发龋的原因是：乳牙的钙化程度较低（不选A），儿童喜食甜食，口腔卫生较差。制备洞形时儿童不合作，感染的软化牙本质未除尽（不选B）。受乳牙解剖形态的限制，制备洞形时不易达到预防性扩展、抗力形和固位形应有的要求，造成无基釉和充填体折裂，引起继发龋（不选C）。乳牙颈部明显缩窄，成形片和木楔的使用难以达到理想的要求，影响牙冠外形的修复或预成冠的颈部难与牙体密合（不选D）。此题故选E。

> 【破题思路】乳牙易产生继发龋的原因：
> 乳牙的钙化程度较低；

制备洞形时儿童不合作；

过早咀嚼硬食物；

备洞形时不易达到预防性扩展；

牙龈乳头位置较高，操作时局部易受唾液、出血污染；

乳牙颈部明显缩窄，成形片和木楔难以达到理想的要求。

9. 患儿，7岁。龋，备洞时意外穿髓，针尖大小。治疗方法宜采用

A. 干髓术　　　　　　　　B. 直接盖髓术　　　　　　　C. 间接盖髓术

D. 根管充填术　　　　　　E. 活髓切断术

【答案】B

【解析】备洞时的意外露髓，露髓孔小于1mm的患牙，是直接盖髓术的适应证，本病例患者患牙属于直接盖髓术的适用情况，选B。

10. 嵌体修复乳牙窝洞的缺点是

A. 牙体制备时去除牙体组织多　　B. 牙间接触点恢复差　　　　C. 易形成修复体继发龋

D. 患牙解剖形态不易恢复　　　　E. 修复体硬度低

【答案】A

【解析】嵌体修复优点是能很好恢复患牙的解剖形态，恢复牙间接触，修复体继发龋少（不选B、C、D），嵌体硬度高（不选E）；缺点是磨除牙体组织过多，故选A。

【破题思路】嵌体修复

优点：能很好地恢复患牙的解剖形态，恢复牙间接触，修复体继发龋少。

缺点：磨除牙体组织较多。

11. 乳牙患龋高峰年龄段为

A. 2～3岁　　　　　　　　B. 3～4岁　　　　　　　　　C. 5～6岁

D. 7～8岁　　　　　　　　E. 9～10岁

【答案】D

【解析】乳牙患龋状况在1岁左右呈直线上升，5～8岁或7～8岁时达到高峰，故选D，记忆性知识。

12. 奶瓶龋主要发生在

A. 下颌乳磨牙舌面　　　　B. 上颌乳磨牙腭侧面　　　　C. 下颌乳切牙的唇面

D. 上颌乳切牙的唇面　　　E. 下颌乳切牙的舌面

【答案】D

【解析】奶瓶龋表现为好发于上颌乳切牙的唇面，而在下颌乳切牙却无龋齿，故选D。

【破题思路】

奶瓶龋（喂养龋）	长期使用奶瓶	好发于上颌乳切牙的唇面，而在下颌乳切牙却无龋齿
猖獗龋（猛性龋）	瘦弱儿童，口腔卫生差	多数牙，甚至侵及不易患龋的下颌乳前牙
环状龋	局部食物容易滞留及自洁作用较差	乳前牙唇面、邻面迅速发展形成围绕牙颈部，环绕牙冠的龋齿

13. 乳牙龋齿治疗原则如下，除了

A. 降低咬合高度　　　　　B. 去除病变组织　　　　　　C. 恢复牙体外形

D. 提高咀嚼功能　　　　　E. 利于恒牙列的形成

【答案】A

【解析】乳牙龋齿治疗原则去除病变组织，恢复牙体外形，提高咀嚼功能，利于恒牙列的形成（不选B、C、D、E）。在修复外形时应考虑到生理间隙的特点，不必强求恢复接触点，多个牙的牙冠崩坏时应注意恢复咬合高度，故选A。

【破题思路】乳牙龋齿治疗原则：
终止龋蚀的发展，保护牙髓的正常活力，避免因龋而引发的并发症；
恢复牙体的外形和咀嚼功能，恢复咬合高度；
维持牙列的完整性，使乳牙能够正常替换，有利于颌骨的生长发育。

14. 发生于年轻恒牙的可复性牙髓炎，去净腐质未露髓者，首选治疗方法为
A. 局麻下安抚引流 B. 安抚治疗
C. 间接盖髓 D. 活髓切断
E. 局麻拔髓
【答案】C
【解析】安抚治疗是对于敏感疼痛，不能区分可复性牙髓炎和不可复性牙髓炎的患者进行的诊断性治疗。此题题干明确为可复性牙髓炎，去净腐质未露髓者，首选治疗方法应为间接盖髓，故选C。

【破题思路】可复性牙髓炎治疗原则——间接盖髓。

15. 局部用药治疗龋病的常见适应证是
A. 小而深的乳牙龋 B. 乳磨牙咬合面大而浅的龋
C. 大而深的乳牙龋 D. 乳前牙邻面龋
E. 乳磨牙邻面龋
【答案】B
【解析】药物治疗龋病适用于：龋损面广泛的浅龋或剥脱状的环状龋，不易制备洞形的乳牙龋。常见于乳前牙的邻面和唇面，乳磨牙的殆面和颊面，故选B。要注意描述细节，选项D未提及邻面龋龋坏的程度。

【破题思路】药物治疗适应证

龋损面广泛的不易制备洞形的浅龋或环状龋
乳前牙邻面浅龋及乳磨牙咬合面广泛性浅龋，1年内将被恒牙替换者
恒牙早期釉质龋，尚未形成龋洞者，特别是位于易清洁的平滑面病损
静止龋，如咬合面点隙龋损，由于咬合面磨耗，将点隙磨掉，呈一浅碟状，使致龋环境消失

16. 临床上对乳牙近髓深龋的治疗最好采用
A. 直接盖髓 B. 间接盖髓 C. 冠髓切除术
D. 干髓术 E. 根管治疗
【答案】B
【解析】间接盖髓术是在洞底近髓的牙本质表面上覆盖一层护髓材料，以隔绝外界刺激通过牙本质小管影响牙髓的方法，促进软化性牙本质再矿化和修复性牙本质形成。可用于乳牙深龋近髓病变。因此本题选B。

17. 下颌第一恒磨牙龋蚀特征中，错误的是
A. 下颌患龋率高于上颌 B. 邻面比殆面易患龋
C. 龋蚀进行速度快，湿性龋多见 D. 萌出时可患龋
E. 颊侧沟龋易发
【答案】B
【解析】龋齿下颌多于上颌，殆面首发，其次是邻面，再次是颊面，龋蚀进行速度快，湿性龋多见窝沟点隙多，萌出时可患龋，下颌第一恒磨牙的颊侧沟是龋易发生且迅速发展的部位，故选B。

【破题思路】	
下颌第一恒磨牙龋蚀特征	下颌患龋率高于上颌 殆面易患龋 萌出时可患龋 龋蚀进行速度快，湿性龋多见

18. 对于特别不配合的儿童，乳牙龋坏治疗可酌情采用的药物治疗，但不包括下面哪一项
A. 2%氟化钠　　　　　　　B. 8%氟化亚锡　　　　　　　C. 氟化氨银
D. 酸性氟磷酸盐　　　　　 E. 10%氟化钼酸铵
【答案】C
【解析】药物治疗时，常用药物有2%氟化钠、8%氟化亚锡、1.23%酸性氟磷酸钠溶液、10%氨硝酸银、38%氟化氨银、氟保护漆和75%氟化钠甘油糊剂等。氨硝酸银、氟化氨银有腐蚀性，不可用于不合作的患儿，故选C。

19. 年轻恒牙牙髓病不能采用的治疗方法有
A. 直接盖髓术　　　　　　B. 活髓切断术　　　　　　　C. 变异干髓术
D. 牙髓摘除术　　　　　　E. 根尖诱导成形术
【答案】C
【解析】保存生活牙髓应是最有益于年轻恒牙的首选治疗。治疗原则是尽力保存生活的牙髓组织。如不能保存全部活髓，也应保存根部活髓。不能保存根部活髓时，根尖尚未形成者，也应保存根部的牙乳头。不能保存活髓，也应尽量保存牙齿。直接盖髓术、活髓切断术、牙髓摘除术、根尖诱导成形术都是年轻恒牙的治疗方法，故选C。

【破题思路】年轻恒牙牙髓病治疗方法：
可复性牙髓炎——盖髓治疗；
不可复性牙髓炎——活髓切断术或根尖诱导成形术。

20. 临床上，经过治疗也不能保存的年轻第一恒磨牙最佳拔除时间范围宜在
A. 6～8岁　　　　　　　　B. 8～10岁　　　　　　　　C. 10～12岁
D. 12～14岁　　　　　　　E. 15岁以上
【答案】B
【解析】第一恒磨牙如过早拔除使对𬌗牙伸长，可引起咬合关系错乱；过晚拔除，第二恒磨牙将难以整体向前移动，只能造成牙冠向近中倾斜，同样造成咬合关系不良，因此拔牙时期最好选择在8～9岁为宜，故选B。

【破题思路】第一恒磨牙拔除时期。

21. 年轻恒牙龋损最好发于牙齿的
A. 邻面　　　　　　　　　B. 咬合面　　　　　　　　　C. 颊面
D. 舌面　　　　　　　　　E. 唇面
【答案】B
【解析】年轻恒牙龋损好发牙面以咬合面为首位，其次邻面，再次颊面，故选B。

【破题思路】龋的好发牙面依次为咬合面＞邻面＞唇颊面。

22. 金属成品冠修复乳牙窝洞的错误操作是
A. 颊面近颈部1/3隆起，应较多地切削　　　B. 颊舌面与邻面相交处制成圆钝状移行
C. 𬌗面去除1.0mm的牙体表面较好　　　　D. 𬌗面制备时尽量保持窝沟形态
E. 牙颈部不能有台阶
【答案】A
【解析】颊舌面制备时，应注意颊面近颈部1/3处特别隆起，此处预备时应适度，以免影响预成冠的固位。因此本题的正确答案为A。

【破题思路】

金属成品冠修复	𬌗面均匀磨除1.0mm
	邻面用细车针打开
	适度磨除颊面近颈部1/3隆起

23. 乳牙根尖周炎常出现瘘管的原因是
    A. 儿童患龋率高，症状不明显
    B. 患儿不易合作，治疗不彻底
    C. 病变进展快和牙槽骨疏松
    D. 乳牙根分歧大，髓腔大
    E. 患儿身体抵抗力差
    【答案】C
    【解析】儿童时期的牙周组织具有牙槽骨疏松、骨皮质薄、血运丰富等特点，因此根尖周感染易扩散到骨膜下，导致牙龈局部肿胀和瘘管的形成，故选C。

> 【破题思路】乳牙牙槽骨疏松、骨皮质薄，易出现瘘管。

24. 必须用X线片检查诊断的疾病是
    A. 咬合面龋
    B. 急性牙髓炎
    C. 慢性牙髓炎
    D. 急性根尖周炎
    E. 慢性根尖周炎
    【答案】E
    【解析】单凭临床表现、牙髓活力测验并不能鉴别慢性根尖周炎和其他疾病，需要在X线片上看到根尖周确切的病理改变，才能诊断为慢性根尖周炎，故选E。咬合面龋常用探诊检查，牙髓炎采用牙髓温度测试。

> 【破题思路】
>
> | 咬合面龋 | 探诊 |
> | 急性牙髓炎 | 牙髓温度测试 |
> | 慢性牙髓炎 | 牙髓温度测试 |
> | 急性根尖周炎 | 叩诊 |
> | 慢性根尖周炎 | X线 |

25. 由乳磨牙根尖周组织严重感染导致的继承恒前磨牙釉质发育不全，又称为
    A. 蕾状牙
    B. 桑葚牙
    C. 内陷牙
    D. 特纳牙
    E. 哈钦森牙
    【答案】D
    【解析】由乳磨牙根尖周组织严重感染导致的继承恒前磨牙釉质发育不全，又称为特纳牙，故选D。蕾状牙、桑葚牙、哈钦森牙均是先天梅毒牙的表现。

> 【破题思路】特纳牙——乳牙严重根尖周炎导致恒牙釉质发育不全。

26. 年轻恒牙根尖区有局限骨致密，说明牙髓组织
    A. 慢性炎症
    B. 急性炎症
    C. 坏死
    D. 钙化变性
    E. 内吸收
    【答案】A
    【解析】根尖周致密性骨炎是根尖周组织受到轻微、缓和、长时间的刺激后产生的骨质增生反应，它是一种防御性反应，周围有少许慢性炎细胞浸润。X线片示根尖部局限性不透射影像，说明牙周组织处于慢性炎症，往往从牙髓慢性炎症发展而来，故选A。

27. 下列关于年轻恒牙的龋蚀特点的叙述中，错误的是
    A. 病变组织分界不清
    B. 牙髓易受细菌影响
    C. 多为慢性龋
    D. 龋蚀组织染色淡
    E. 病变组织较软
    【答案】C
    【解析】年轻恒牙髓腔大，髓角尖高，牙本质小管粗大，所以龋坏进展快，且易形成牙髓炎和根尖炎，年轻恒牙的龋多为急性龋，色浅、质软，故选C。

> 【破题思路】年轻恒牙特点

牙髓腔大，髓角高，根管壁薄，根尖孔未发育完全
年轻恒牙根发育完成在萌出后3～5年左右
第一恒磨牙萌出最早，龋齿发生早，患龋率最高
年轻恒牙龋多为急性龋，去龋和备洞时要小心操作，保护牙髓，避免不必要的露髓
混合牙列时期的年轻恒牙在牙列中有活跃的垂直向和水平向的移动度，所以在修复牙体时以恢复牙冠的解剖外形为目的，不强调恢复牙齿间的接触点

28. 下列关于乳牙龋病特点的叙述错误的
   A. 发病率高，发病时间早，多发 B. 容易发展成牙髓炎 C. 容易发生环状龋
   D. 不能形成修复性牙本质 E. 自觉症状不明显，易忽略
【答案】D
【解析】乳牙龋齿的特点是发病早，患龋率高；龋蚀进展快，龋齿多发，范围广泛，自觉症状不明显，修复性牙本质形成活跃，故选D。

29. 乳磨牙制备银汞充填洞型时，错误的是
   A. 𬌗面窝沟龋局限时可制备独立圆形洞形，不必扩展 B. 单面洞邻壁过薄可制备Ⅱ类洞形
   C. 为避免意外穿髓不必强调底平 D. 洞要有一定深度，线角要圆钝
   E. 乳牙不用恢复咬合高度和接触点
【答案】E
【解析】乳牙龋齿治疗原则为去除病变组织，恢复牙体外形，提高咀嚼功能，利于恒牙列的形成。在修复外形时考虑到生理间隙的特点，不必强求恢复接触点，尽可能恢复原形但不拘泥于牙尖嵌合的修复，多个牙的牙冠崩坏时应注意恢复咬合高度，故选E。银汞充填时要求抗力形和固位形，但为避免意外穿髓不必强调底平，不选A、B、C、D。

【破题思路】乳磨牙充填需恢复咬合高度。

30. 恒牙根尖发育完成的时间是
   A. 萌出时 B. 萌出后半年 C. 萌出后1～2年
   D. 萌出后3～5年 E. 萌出后6～8个月
【答案】D

【破题思路】牙根发育完成的时间。

31. 哪种药物垫底会对牙髓产生刺激
   A. 氧化锌丁香油粘固粉 B. 聚羧酸水门汀 C. 磷酸锌水门汀
   D. 氢氧化钙 E. 玻璃离子水门汀
【答案】C
【解析】磷酸锌水门汀的粘固粉内的游离磷酸对牙髓产生刺激，因此深龋不能直接垫底，故选C，其他选项的材料对牙髓的刺激性较小。

【破题思路】

氢氧化钙	消炎杀菌，促进修复牙本质形成
聚羧酸水门汀	对牙髓无刺激性，不能促进修复牙本质形成
磷酸锌水门汀	对牙髓有刺激性
氧化锌丁香油粘固粉	安抚镇痛消炎
玻璃离子水门汀	释放氟，对牙髓无刺激

32. 年轻恒牙深龋保留部分龋坏牙本质的目的是
A. 观察牙髓状况　　　　　　B. 促进牙本质形成　　　　　　C. 杀灭细菌
D. 保护牙髓　　　　　　　　E. 保护牙根

【答案】D

【解析】年轻恒牙牙根未发育完成，应该尽量保持牙髓活力以利于牙根的进一步发育。年轻恒牙深龋治疗时，如果估计去净腐质可能露髓时，可以采用间接牙髓治疗（二次去腐法）保留部分软化牙本质避免露髓，采取氢氧化钙间接盖髓，妥善垫底后充填。年轻恒牙深龋保留部分龋坏牙本质的目的是保护牙髓，故选D。

【破题思路】年轻恒牙治疗原则：保髓。

(33～35题共用题干)

患儿，男，12岁。上前牙变黑，无疼痛及不适。检查：左1近中邻面釉质呈黄褐色，表面探诊粗糙感，探诊无疼痛和不适，舌侧边缘嵴及唇面完整。

33. 诊断应考虑为
A. 浅龋　　　　　　　　　　B. 中龋　　　　　　　　　　C. 深龋
D. 牙本质浅层龋　　　　　　E. 牙本质深层龋

【答案】A

34. 首选采用的修复是
A. 银汞合金充填术　　　　　　　　B. 复合树脂粘接修复术
C. 银汞合金粘接修复术　　　　　　D. 复合树脂嵌体修复术
E. 磷酸锌粘固粉修复术

【答案】B

35. 在窝洞预备时应考虑
A. 按银汞合金修复术要求制备Ⅳ类洞　　　　B. 按复合树脂修复术要求制备Ⅲ类洞
C. 按复合树脂修复术要求制备Ⅳ类洞　　　　D. 尽量从唇面进入病变区
E. 可增加附加固位钉装置

【答案】B

【解析】浅龋位于釉质内，呈白垩色点或斑至黄褐色，探诊粗糙，患者一般无主观症状，遇物理化学刺激物明显反应。中龋为龋病进展到牙本质浅层，呈黄褐或深褐色，形成龋洞，探诊不适，出现主观症状，对酸甜食物和冷热温度有酸疼感觉，但刺激去除后症状立即消失，B不对。深龋为龋病进展到牙本质深层，形成较深龋洞，探诊疼痛，食物及温度刺激于洞中引起的疼痛较中龋剧烈，C不对。牙本质浅层龋即中龋，牙本质深层龋即深龋，D、E不对。银汞合金适用于Ⅰ、Ⅱ、Ⅴ类洞，但其金属色不美观，多用于后牙，A不对。复合树脂适用于前牙Ⅰ、Ⅴ类洞与后牙Ⅰ、Ⅱ、Ⅳ类洞，色泽美观，最适于前牙的浅中龋充填，故95题选B；磷酸锌粘固粉由于对牙髓有刺激性，多用于双层垫底的第二层及乳牙的暂时充填，E不对。复合树脂嵌体适用于牙体缺损严重，不能耐受负荷及需要恢复咬合关系的龋齿，也可用于充填不能很好恢复邻接点易食物嵌塞的龋齿，D不对。无银汞合金粘接修复术，C不对。Ⅲ类洞包括龋缺损范围小，舌壁较厚且邻牙缺失或邻间隙大者可在邻面做的单面洞，以及龋缺损范围大，舌壁较薄制备的邻舌洞。前牙不用银汞合金，A不对。Ⅳ类洞不累及切角，C不对。前牙区为了美观除唇面缺损均应从舌侧进入病变区，D不对。附加固位钉装置用于牙体缺损较大难以预备固位形，E不对。

【破题思路】

浅龋	龋损在釉质或根面牙骨质层，可见到白垩色或黄褐色改变	前牙修复——美观	前牙邻面未累及切角——Ⅲ类洞

36. 浅龋的药物治疗主要利用
A. 杀菌作用　　　　　　　　B. 抑菌作用　　　　　　　　C. 释氟作用
D. 封闭作用　　　　　　　　E. 促牙本质生成作用

【答案】A

【解析】浅龋的药物治疗主要利用药物的杀菌作用，故选A。

37. 复合树脂修复乳前牙缺损时，哪个步骤是错误的
A. 去净腐质氧化锌丁香油糊剂垫底
B. 40%磷酸酸蚀60s
C. 用水冲洗，吹干牙面
D. 涂布薄层粘接剂，3s后吹干
E. 放置复合树脂材料恢复外形

【答案】A

【解析】丁香油能破坏复合树脂中的聚合或玻璃离子体粘固粉中的羧基与牙齿组织中钙离子所发生的离子反应。具有破坏作用的还有三氯甲烷、乙醇等。总之，丁香油、三氯甲烷、乙醇均可导致复合树脂类糊剂粘固不良，影响充填效果，引起继发性龋或充填材料脱落，故选A。

【破题思路】氧化锌丁香油糊剂影响复合树脂聚合。

38. 年轻恒牙深龋常选用何种药物促进修复性牙本质形成
A. 氧化锌水门汀粘固粉
B. 聚羧酸水门汀
C. 氢氧化钙
D. 玻璃离子水门汀
E. 铝酸三钙

【答案】C

【解析】深龋时可使用氢氧化钙间接盖髓促进修复性牙本质的生成，故选C。

【破题思路】氢氧化钙：促进修复性牙本质生成。

39. 乳牙龋病对于全身的不良影响，不包括
A. 机体其他组织发生病灶感染
B. 影响儿童的营养摄入
C. 影响正确发音
D. 影响恒牙列
E. 影响美观和儿童心理

【答案】D

【解析】乳牙龋病全身影响：由于儿童处于生长发育时期，因此乳牙龋齿严重时可以造成咀嚼功能降低，影响儿童的营养摄入，对颌面部和全身的生长发育造成影响。龋病转成的慢性根尖周炎可以作为病灶牙使机体的其他组织发生病灶感染，如慢性肾炎、风湿性关节炎、低烧和蛛网膜炎等。乳前牙的龋齿不仅影响美观，还会给儿童心理造成一定影响。乳前牙早失还会影响儿童的正确发音（不选A、B、C、E）。对恒牙列的影响属于局部影响，故选D。

【破题思路】

局部影响	影响咀嚼功能 损伤局部口腔黏膜 对继承恒牙和恒牙列影响 ① 新萌出的恒牙易发生龋坏 ② 乳牙严重根尖周炎，继承恒牙形成特纳牙 ③ 乳牙早失，错位萌出
全身影响	咀嚼功能降低，影响营养摄入 影响颌面部和全身的生长发育 作为病灶牙使机体的其他组织受到感染 乳前牙的龋齿不仅影响美观，还会给儿童心理造成一定影响 乳前牙早失还会影响儿童的正确发音

40. 治疗年轻恒牙的操作中不恰当的是
A. 考虑年轻恒牙的形态、组织结构和生理特点
B. 宜用金刚砂车针高速切削，减少釉质发生裂纹
C. 挖匙去除深部软化牙本质，避免不必要的露髓
D. 用龋蚀显示液
E. 选用对牙髓无刺激的材料垫底

【答案】B

【解析】由于年轻恒牙的牙体硬组织硬度比成熟恒牙者差，弹性、抗压力及抗曲挠力亦低，故制备洞形时，宜用金刚砂车针减速切削，以减少釉质发生裂纹，故选B。

【破题思路】	
年轻恒牙治疗	制备洞形时，宜减速切削，避免釉质发生裂纹
	小心操作，保护牙髓，避免不必要的露髓
	近髓时应做间接盖髓，应妥善垫底并且选用对牙髓无刺激的材料

41. 乳牙环状龋多位于

A. 牙冠切 1/3 处　　　B. 牙冠切 1/3～中 1/3 处　　　C. 牙冠中 1/3～颈 1/3 处
D. 牙冠颈 1/3 处　　　E. 牙冠中 1/3 处

【答案】C

【解析】乳牙环状龋多位于牙冠中 1/3～颈 1/3 处，故选 C，记忆性知识。

【破题思路】乳牙环状龋：牙冠中 1/3～颈 1/3 处。

42. 不同年龄阶段之乳牙龋病的发生部位有明显特点，正确的是

A. 1～2 岁，主要发生于上下颌乳前牙邻面
B. 1～2 岁，主要发生于上下颌乳前牙唇面
C. 3～4 岁，多发的是乳磨牙𬌗面窝沟
D. 3～4 岁，多发的是乳磨牙𬌗面邻面
E. 4～5 岁时，好发于乳磨牙𬌗面

【答案】C

【解析】1～2 岁时好发于上颌乳前牙的唇面和邻面，3～4 岁时好发于乳磨牙𬌗面的窝沟，4～5 岁时好发于乳磨牙的邻面，故选 C。

【破题思路】	
1～2 岁	上颌乳前牙的唇面和邻面
3～4 岁	乳磨牙𬌗面的窝沟
4～5 岁	乳磨牙的邻面

43. 乳牙龋多见的好发牙面，以下正确的是

A. 上颌乳中切牙近中面　　　B. 上颌第一乳磨牙近中面
C. 下颌乳尖牙近远中面　　　D. 下颌第二乳磨牙远中面
E. 下颌第一乳磨牙近中面

【答案】A

【解析】乳牙龋病好发牙面为：乳切牙的近中和唇面，乳尖牙的唇面和远中面，第一乳磨牙的咬合面和远中面，第二乳磨牙的咬合面和近中面，故选 A。

【破题思路】	
乳前牙	唇面和近中面
乳尖牙	唇面和远中面
第一乳磨牙	咬合面和远中面
第二乳磨牙	咬合面和近中面

44. 个别恒切牙萌出过迟与下列哪种情形无关

A. 乳牙龋病　　　B. 乳牙滞留
C. 乳牙早失　　　D. 儿童习惯用牙龈咀嚼
E. 局部牙龈角化增生

【答案】A

【解析】个别恒切牙萌出过迟常由局部因素引起，和乳牙病变、早失或滞留有关。可能由于上颌乳切牙过早脱落，儿童习惯用牙龈咀嚼，使局部牙龈角化增生，坚韧肥厚，使牙齿萌出困难。多生牙、牙瘤或囊肿的阻碍，恒牙发育异常牙根弯曲，以及乳磨牙、乳尖牙早失等各种原因造成间隙缩窄造成恒牙萌出困难而迟萌。乳牙龋病不会引起恒牙萌出过迟，故选A。

【破题思路】恒牙迟萌

局部因素	乳牙病变、早失或滞留；局部牙龈角化增生；恒牙牙根弯曲；间隙缩窄；多生牙或牙瘤的阻碍
全身因素	颅骨锁骨发育不全、先天性甲状腺分泌减少症

45. 混合牙列期最容易患龋的恒牙是
A. 切牙　　　　　　　　　B. 尖牙　　　　　　　　　C. 前磨牙
D. 第一恒磨牙　　　　　　E. 第二恒磨牙
【答案】D
【解析】在混合牙列时期，随着恒牙继续萌出，恒牙的患龋率开始升高。处于混合牙列时期的年轻恒牙常被家长误认为乳牙而不予重视，特别是第一恒磨牙萌出最早，龋齿发生早，患龋率最高，故选D。

【破题思路】最容易患龋的恒牙：第一恒磨牙。

46. 乳牙𬌗面洞深度
A. 牙釉质内1mm　　　　　B. 洞壁1～1.5mm　　　　 C. 牙本质内
D. 釉牙本质界处　　　　　E. 与龋坏最深处一致
【答案】B
【解析】乳牙因体积较小，制备洞形保持𬌗面洞深度1～1.5mm，故选B。

47. 拔除严重破坏的第一恒磨牙使第二恒磨牙代替第一恒磨牙的最佳时间是
A. 6～7岁　　　　　　　　B. 8～10岁　　　　　　　 C. 11～12岁
D. 13～14岁　　　　　　　E. 14岁以后
【答案】B
【解析】第一恒磨牙是龋齿最好发牙齿，因龋损破坏严重需拔牙的最佳时间是8～9岁。因为这个时期第二恒磨牙尚未萌出，牙冠虽已形成而牙根尚未形成，牙胚位于第一恒磨牙颈线以下，是拔除龋损破坏严重的第一恒磨牙，让第二恒磨牙移位替代第一恒磨牙的最佳时机。过早地拔除第一恒磨牙，对颌的第一恒磨牙可能在第二恒磨牙未移位之前出现向下伸长而阻碍第二恒磨牙的移位，而且X线片检查时尚不能见到第三恒磨牙的牙胚影像；过晚则因第二恒磨牙牙根大部形成而不易移位替代第一恒磨牙。在临床上应拍摄X线片检查第二恒磨牙具体的发育情况及是否有第三恒磨牙牙胚而做具体决定。故选B。

【破题思路】

第一恒磨牙严重破坏	邻近第二恒磨牙牙冠已形成，但牙根尚未形成，位于第一恒磨牙颈线以下，左下颌第三磨牙牙胚未见	暂时性保守治疗，维持至第二恒磨牙萌出后再拔除该牙，做义齿修复
	邻近第二恒磨牙牙冠已形成，但牙根尚未形成，位于第一恒磨牙颈线以下，左下颌第三磨牙牙胚可见	拔除第一恒磨牙，待第二恒磨牙移位替代第一恒磨牙，拔牙时间：8～9岁

48. 年轻恒牙深龋最常采用的治疗方法是
A. 直接盖髓术　　　　　　B. 牙髓切断术　　　　　　C. 根尖诱导成形术
D. 根管治疗术　　　　　　E. 间接牙髓治疗术
【答案】E
【解析】年轻恒牙深龋最常用的治疗方法是间接盖髓术，保护牙髓，故选E。露髓时采用直接盖髓术或牙髓切断术，排除A、B。根尖诱导成形术是年轻恒牙牙髓感染后采取的治疗方法，排除C。根管治疗术是根尖发育完全的牙齿发生牙髓或根尖周感染采取的治疗方法，排除D。

【破题思路】	
直接盖髓术	年轻恒牙备洞时的意外穿髓，露髓孔直径＜1mm的患牙；外伤冠折露髓小的患牙
间接盖髓术	深龋近髓；外伤牙冠牙本质暴露
牙髓切断术	深龋露髓，部分冠髓牙髓炎，去除冠髓，保留根髓
根尖诱导成形术	牙髓病已经波及根髓，而不能保留或不能全部保留根髓的年轻恒牙；牙髓全部坏死或并发根尖周病的年轻恒牙
根管治疗术	适用乳牙和成熟恒牙不可复性牙髓炎、根尖周炎

49. 临床上对乳牙近髓龋的治疗最好采用
A. 直接盖髓　　　　　　　　B. 间接盖髓　　　　　　　　C. 冠髓切除术
D. 干髓术　　　　　　　　　E. 根管治疗
【答案】B
【解析】间接盖髓术是在洞底近髓的牙本质表面上覆盖一层护髓材料，以隔绝外界刺激通过牙本质小管影响牙髓的方法，促进软化性牙本质再矿化和修复性牙本质形成。可用于乳牙深龋近髓病变。因此本题选B。

【破题思路】乳牙近髓龋——保髓——间接盖髓。

50. 乳牙龋齿的特点如下，除了
A. 自觉症状不明显容易忽视　　　　　　B. 龋蚀多发广泛
C. 静止龋、环状龋为主　　　　　　　　D. 发病时间早，5～8岁达高峰
E. 龋齿进展快
【答案】C
【解析】乳牙以急性龋和湿性龋多见。在牙冠广泛崩解时，牙髓仍可正常。乳牙牙釉质、牙本质薄，钙化度低，抗酸力弱，渗透性强，溶解度高，所以发展迅速。我国乳牙患龋情况显示，1岁左右起即直线上升，5～8岁时达到高峰。环状龋是乳前牙唇面、邻面龋快速发展形成围绕牙颈部，环绕牙冠的龋齿，非静止龋。故本题选C。

51. 乳牙患龋的易感因素除了
A. 乳牙釉质、牙本质薄，钙化度低
B. 乳牙抗酸力弱
C. 儿童食品多为软质，黏性大，高糖，易发酵产酸
D. 儿童自洁和清洁能力差
E. 咬合力过大
【答案】E
【解析】乳牙牙釉质、牙本质薄，钙化度低，抗酸力弱。儿童饮食多为软质食物，黏稠性强，含糖量高，易发酵产酸。儿童睡眠时间长，口腔处于静止状态，唾液分泌减少，故自洁作用差，有利于细菌繁殖，增加患龋机会。又因年幼，不能很好地刷牙。故选E。

52. 混合牙列时期，年轻恒牙的龋齿治疗中正确的是
A. 去净腐质，露髓后牙髓摘除术　　　　B. 尽量用高速手机去腐质和修整洞形
C. 尽量恢复牙冠外形，不强调恢复接触点　　D. 平滑面浅龋可用38%的氟化氨银涂布
E. 如果龋齿被龈袋覆盖应观察，待完全萌出后再治疗
【答案】C
【解析】年轻恒牙龋病治疗过程中，应尽力保存活髓组织，如不能保存全部活髓，也应保存根部活髓，A错误。制备洞形宜用金刚砂车针减速切削，以减少牙质发生裂纹，B错误。年轻恒牙在混合牙列期，有活跃的垂直和水平向移动度。所以在修复体时以恢复牙冠的解剖形态为目的，不强调恢复牙齿间接触点，C正确。氟化氨银可使牙面变黑，故禁用于恒牙，D错误。若龋洞部分被牙龈覆盖，应按洞形制备的原则扩展到龈下，必要时可推压或切除牙龈，E错误。

【破题思路】年轻恒牙的龋齿治疗不强调恢复接触点。

53. 下列关乎奶瓶龋的描述错误的是
A. 全口乳牙均可受累
B. 上颌乳牙多于下颌乳牙
C. 多见于奶瓶喂养的儿童
D. 儿童唾液分泌少与奶瓶龋的发生有关
E. 很快发展为牙冠广泛性龋

【答案】A

【解析】奶瓶龋多见于奶瓶喂养的儿童,主要累及上颌乳前牙,故选A。

54. 对乳磨牙实施窝沟封闭的最适宜年龄为
A. 2～3岁
B. 3～4岁
C. 5～6岁
D. 7～8岁
E. 9～10岁

【答案】B

【解析】窝沟封闭术是窝沟龋的有效预防方法,对年龄的要求:乳磨牙,3～4岁时适宜做窝沟封闭;第一恒磨牙,6～7岁时适宜做窝沟封闭。故选B。

【破题思路】乳磨牙窝沟封闭年龄:3～4岁。

55. 混合牙列期的恒牙充填修复治疗的主要目的是
A. 恢复牙齿接触点
B. 恢复牙冠解剖外形
C. 恢复牙齿高度
D. 恢复解剖形态同时恢复接触点
E. 恢复牙齿高度和接触点

【答案】B

【解析】此题考核年轻恒牙龋齿治疗原则。由于年轻恒牙在混合牙列中有活跃的垂直和水平方向的移动度,因此,修复牙体时以恢复牙冠的解剖外形为目的,不强调恢复牙齿间的接触点,故选B。

【破题思路】混合牙列期的恒牙治疗:恢复牙冠的解剖外形,不强调恢复接触点。

56. 年轻恒牙龋坏的治疗哪一项描述是错误的
A. 尽早发现,尽早治疗
B. 年轻恒牙硬组织弹性好,易形成固位型
C. 髓腔大、髓角高、易穿髓
D. 以恢复解剖形态为目的,不强调恢复接触点
E. 急性龋多见,去腐易穿髓

【答案】B

【解析】由于年轻恒牙的牙体硬组织硬度比成熟恒牙差,弹性、抗压性及抗曲挠力低(B错误),宜用金刚砂车针减速切削,以减少釉质发生裂纹;年轻恒牙髓腔宽大、髓角尖高,而龋蚀多为急性龋,龋组织染色淡,分界不清,故制备洞形时应小心操作以免穿髓。年轻恒牙在混合牙列期的牙列中,有活跃的垂直向和水平向的移动度,所以在修复牙体时以恢复牙冠的解剖形态为目的,不强调恢复牙齿间的接触点。故本题选B。

57. 乳牙充填后,继发龋是常见的并发症,下面哪一项是常见的原因
A. 乳牙牙龈乳头位置低,容易食物嵌塞
B. 乳牙釉质无机物含量高,儿童易食甜食,故易产酸脱矿
C. 软化牙本质去除过多
D. 乳牙备洞时不易达到抗力形和固位形,充填体易松动
E. 乳牙牙髓血运少,抵抗力低

【答案】D

【解析】乳牙的矿化程度偏低,有机物含量高(B错),儿童喜食糖类,口腔卫生差。受乳牙解剖形态的限制,在制备洞形时,不易达到预防性扩展、抗力形、固位形的要求,无基釉质或充填体折裂,而引起继发龋,故D对。牙龈乳头位置较高(A错),操作时局部易因唾液、出血而污染,造成充填材料或冠粘结材料不密合。乳牙牙髓血运丰富,E错。软化牙本质去除过多可能会导致露髓,而不是继发龋,故C错误。

58. 乳牙龋病充填治疗中不能用的垫底材料是
A. 聚羧酸水门汀
B. 磷酸锌水门汀
C. 玻璃离子水门汀
D. 氧化锌丁香油粘固粉
E. 氢氧化钙

【答案】B

【解析】磷酸锌水门汀具有刺激性,乳牙龋病充填治疗中不能用,故选B。

【破题思路】

氢氧化钙	消炎杀菌，促进修复牙本质形成
聚羧酸水门汀	对牙髓无刺激性，不能促进修复牙本质形成
磷酸锌水门汀	对牙髓有刺激性
氧化锌丁香油粘固粉	安抚镇痛消炎，促进修复性牙本质生成，也有解聚阻聚的作用
玻璃离子水门汀	释放氟，对牙髓无刺激

59. 乳牙龋的常见类型
 A. 急性龋、干性龋、环状龋
 B. 慢性龋、静止性龋、奶瓶龋
 C. 急性龋、环状龋、奶瓶龋
 D. 奶瓶龋、干性龋、环状龋
 E. 湿性龋、环状龋、慢性龋

【答案】C

【解析】乳牙釉质本质薄，钙化度低，抗酸力弱，自洁差导致患龋率高，龋蚀进展快，所以乳牙龋病常见有湿性龋、奶瓶龋、环状龋、猛獗龋。A、B、D、E皆有干性龋或慢性龋，所以不对。

【破题思路】乳牙龋：急性龋（湿性龋）。

60. 假如此牙去腐未净及近髓，采取二次去腐，选用的盖髓药物是
 A. 聚羧酸水门汀
 B. 氢氧化钙制剂
 C. 磷酸锌水门汀
 D. 氧化锌丁香油粘固粉
 E. 玻璃离子水门汀

【答案】B

【解析】选用的盖髓药物应是具有安抚、镇痛、消炎和促进牙髓牙本质修复作用的制剂，促进软化牙本质再矿化和修复性牙本质生成。聚羧酸水门汀只是对牙髓无刺激性，故A不对。氢氧化钙制剂有消炎杀菌和促进牙髓牙本质修复，故B对。磷酸锌水门汀对牙髓有刺激性，不用于盖髓，故C不对。氧化锌丁香油粘固粉具有安抚镇痛消炎促进修复性牙本质生成，解聚阻聚的作用，故D不对。玻璃离子水门汀可以释放氟但不能促进牙髓牙本质修复，故E不对。

61. 乳牙金属预成冠的缺点是
 A. 恢复牙齿解剖形态
 B. 恢复咀嚼功能
 C. 预防继发龋
 D. 牙颈部不易密合
 E. 加强保持器固位力

【答案】D

【解析】此题考核乳牙龋齿的金属预成冠修复方法。乳牙大面积龋坏可以用预成冠修复。预成冠去除牙体组织少，容易恢复解剖外形、近远中径和功能。在龋齿易感儿童中使用，可以预防继发龋，操作简单。它可以作为全冠丝圈保持器的固位体，但是牙颈部需用冠钳人为修整不容易密合，乳牙冠高度不足时预成冠容易脱落，故选D。

【破题思路】

优点	缺点
①牙体制备去除组织较少	①需要操作者用冠钳处理使牙颈部密合，易受人为因素的影响
②较容易恢复牙冠解剖外形、近远中径和功能	②成品冠薄容易磨损；乳牙牙冠高度不足，外形花蕾状时容易脱落
③操作简单	

62. 乳牙修复治疗下列哪项是错误的
 A. 广泛龋也可以用树脂修复
 B. 必须去净腐质
 C. 必须采用双层垫底
 D. 玻璃离子是较为理想的充填材料
 E. 前牙后牙均可采用复合树脂充填

【答案】C

【解析】乳牙修复治疗的目的是去除病变组织，恢复牙体外形，提高咀嚼功能。B必须去净腐质，以防继发龋发生。A广泛龋可以用树脂修复恢复牙齿外形，恢复咀嚼功能。D玻璃离子水门汀对牙髓刺激小，且含氟具有一定的防龋功能。E复合树脂粘结力和边缘封闭强，色泽稳定，与牙相似，乳前牙乳磨牙都可以用。C双层垫底用于深龋，不是所有的乳牙龋都用双层垫底，故选C。

【破题思路】根据龋洞的深浅选择单层或双层垫底。

63.乳牙修复治疗，下列哪一项描述是正确的
A.低速切削比高速切削更易造成釉质裂纹　　B.产热是造成裂纹的原因之一
C.乳牙牙髓对刺激反应较恒牙晚　　　　　　D.预备Ⅲ类洞时，龈端比切端距离牙髓远
E.预备Ⅱ类洞时，龈壁越近切端，轴壁越近牙髓
【答案】B
【解析】年幼的乳牙表面一般无裂纹，随年龄增长、咀嚼、磨耗等因素，裂纹会出现。修复过程中，钻针的切削，由于机械性和产热的因素能促使裂纹的多发，高速切削的影响尤为明显（A错）。影响裂纹的另一个因素是产热，这是由于摩擦热致钻针乃至手机的温度上升。乳牙颈部收缩明显，故龈壁越近牙颈方向，轴壁越近牙髓（D、E错）。近切端比近龈端部离牙髓腔远。故本题选B。

【破题思路】高速切削产热可造成牙齿裂纹。

64.关于年轻恒牙龋病的治疗不正确的是
A.修复时需注意保护牙髓　　　　　　B.冠修复时宜选用不锈钢成品冠
C.应注意恢复牙齿间的接触点　　　　D.去除深部龋坏时宜使用低速球钻和挖匙
E.备洞时应小心操作，避免不必要的露髓
【答案】C
【解析】年轻恒牙龋病治疗过程中，应尽力保存活髓组织。制备洞形宜用金刚砂车针减速切削，以减少牙质发生裂纹，去除深部龋坏时宜使用低速球钻和挖匙。年轻恒牙在混合牙列期，有活跃的垂直和水平向移动度。所以在修复牙体时以恢复牙冠的解剖形态为目的，不强调恢复牙齿间接触点，故选C。

【破题思路】年轻恒牙龋病治疗原则：

年轻恒龋多为急性龋，去龋可利用龋蚀显示液，用球钻低速去龋，去除深部软化牙本质时，也可用挖匙挖除，要避免不必要的露髓
混合牙列时期的年轻恒牙在牙列中有活跃的垂直向和水平向的移动度，所以在修复牙体时以恢复牙冠的解剖外形为目的，不强调恢复牙齿间的接触点

65.患儿，8岁，右下第一恒磨牙深龋，去除大块腐质，近髓处留少许软化牙本质，上方用$Ca(OH)_2$盖髓后充填。再次去腐质应在什么时间复诊
A.1～2周　　　　　　B.3～4周　　　　　　C.6～8周
D.10～12周　　　　　E.15周
【答案】D
【解析】该题考查年轻恒牙深龋的治疗。年轻恒牙深龋如果估计去净腐质会露髓的情况下，可以保留少量软化牙本质，用氢氧化钙护髓，促使修复性牙本质形成。10～12周后再复诊进行二次去腐治疗，故选D。

【破题思路】年轻恒牙深龋的治疗：年轻恒牙牙根未发育完成，应该尽量保持牙髓活性。年轻恒牙深龋治疗时，如果估计去净腐质可能露髓时，可以采用保留部分软化牙本质避免露髓，采取氢氧化钙间接盖髓，妥善垫底后充填。10～12周后再次治疗，去除软化牙本质，确定未露髓，再做间接盖髓，垫底，充填，此法也称二次去腐法或间接牙髓治疗法。

66.患儿，7岁，主诉左下后牙有龋洞，冷热疼痛，无自发疼。查左下第一恒磨牙深龋洞，叩诊（－），牙龈正常。X线片示牙根发育8期，骨硬板连续。处理去除大部分腐质，近中髓角去腐质时穿髓1mm，穿髓孔

探疼。应选何种治疗方法

A. 活髓切断术   B. 直接盖髓术   C. 拔髓术

D. 根尖诱导成形术   E. 封金属砷后根管治疗

【答案】A

67. 患儿，7岁，右下颌第一乳磨牙远中邻面龋洞，曾做过玻璃离子充填治疗，近几日充填材料脱落，无继发龋，无疼痛症状，叩（-），探（敏感），松（-）。暂不考虑的治疗是

A. 重新预备洞形   B. 重新用玻璃离子充填   C. 光固化树脂修复

D. 根管治疗   E. 预成冠修复

【答案】D

【解析】题干中仅说到充填体脱落，没有说牙髓病变，故不需要采用根管治疗，故选D。重新修复可以选用复合树脂、玻璃离子、嵌体以及预成冠。

【破题思路】根管治疗适用于不可复性牙髓炎、根尖周炎、死髓牙等。

68. 患儿，6岁。左下后牙有洞，疼痛数天，昨晚加重，不能入眠。最可能的诊断

A. 深龋嵌塞食物   B. 急性牙髓炎   C. 慢性牙髓炎急性发作

D. 急性根尖周炎   E. 慢性根尖周炎急性发作

【答案】C

【解析】喝冷热水引起疼痛，夜间痛影响睡眠，并引起半侧耳后部痛，服镇痛药效果不明显，且疼痛不能自行定位，这些都是急性牙髓炎的临床诊断，故排除A、D、E。疼痛数天，昨晚加重，说明是慢性牙髓炎急性发作。故排除B，选择C。

【破题思路】急性牙髓炎特点：自发性阵发性痛、夜间痛、温度刺激影响疼痛、放射痛、疼痛不能定位。

69. 患儿，9岁。左上侧切牙变色就诊。检查：冠折牙本质暴露，牙齿变色。冷热测无反应，X线片示根尖喇叭口，骨硬板不连续。下列各项中哪项最重要

A. 拔髓，不要出根尖孔   B. 彻底去除根管内感染物质，消除炎症，保护牙乳头

C. 根管内不要封FC等刺激性大的药物   D. 用氢氧化钙糊剂充填，不要超填

E. 定期复查，更换糊剂

【答案】B

【解析】患者冠折，牙齿变色，冷热测无反应，X线片示根尖喇叭口，骨硬板不连续说明牙髓已经坏死，但牙根未发育完全，需要进行根尖诱导成形术，首先要彻底去除根管内感染物质，消除炎症，保护牙乳头，促进牙根发育，故选B。

【破题思路】根尖诱导成形术关键在于尽量保留根尖部的生活牙髓，保护牙乳头。

70. 患儿，6岁。右下第一恒磨牙深龋洞，去尽腐质，近髓，无任何症状，处理首选

A. 间接盖髓后充填   B. 二次去腐   C. 活髓切断

D. 根管治疗   E. 根尖诱导成形术

【答案】A

【解析】深龋去尽腐质无任何症状时可使用氢氧化钙垫底后充填，故选A。

【破题思路】间接盖髓适应证：深龋、外伤冠折牙本质暴露。

71. 10岁男孩，右上后牙食物嵌塞痛。检查发现右上第一乳磨牙近中中龋，叩（-），不松，牙龈正常。其余完好。第一乳磨牙应选的治疗

A. 不作处理，观察   B. 备洞，玻璃离子粘固粉充填   C. 银汞充填

D. 预成冠修复   E. 光敏树脂修复

【答案】B

72. 患儿，7岁。右下第二乳磨牙冠大面积龋坏，恒牙胚完好。根管治疗后选何种修复方法较好

A. 玻璃离子粘固粉充填   B. 银汞充填   C. 光敏树脂修复

D. 预成冠修复　　　　　　　　　E. 玻璃离子水门汀充填

【答案】D

【解析】根管治疗后的乳牙可用预成冠修复，故选D。

【破题思路】预成冠修复适用于牙体缺损广泛，难以获得抗力形和固位形者。

73. 患儿，8岁。右下第一恒磨牙萌出2/3，颊沟深龋洞，牙龈覆盖颊1/2，应怎样治疗
　　A. 不作处理完全萌出后备洞充填　　　　B. 作颊沟窝沟封闭
　　C. 去腐，氧化锌丁香油糊剂暂封　　　　D. 龈上龋洞备洞充填
　　E. 推下或切除牙龈，备洞充填

【答案】E

【解析】萌出过程中的恒牙，若龋洞部分被牙龈覆盖，亦应按洞形制备原则扩展达龈下。必要时于备洞前推压或切除牙龈，便于制备好洞形充填，故选E。

【破题思路】深龋洞应及时治疗，牙龈覆盖时可切除龈瓣。

74. 患儿，6岁。乳牙多数龋坏。下颌第一恒磨牙远中龈瓣覆盖近中𬌗面深龋洞，去腐极敏感。处理方法是
　　A. 备Ⅰ类洞银汞充填　　　B. 留软化牙本质二次去腐　　　C. 玻璃离子粘固粉充填
　　D. 光敏树脂充填　　　　　E. 氧化锌丁香油粘固粉安抚

【答案】E

75. 患儿，男，6岁，所有乳磨牙均为龋齿，这个年龄的儿童乳牙龋蚀的临床表现不可能是
　　A. 修复性牙本质的形成活跃　　B. 患龋率高　　　　　C. 龋蚀范围广
　　D. 患者常有明显的自觉症状　　E. 龋蚀发展速度快

【答案】D

【解析】乳牙龋齿的特点是发病早，患龋率高；龋蚀进展快，在短时间内转变为牙髓炎，龋齿多发，范围广泛，自觉症状不明显，修复性牙本质形成活跃，此题故选D。

76. 患儿，女，9岁半，左下颌第一恒磨牙𬌗面龋洞，探痛（+），叩痛（－），松动（－），6岁，所有乳磨牙均为龋齿，操作方法错误的是
　　A. 用金刚砂车针高速切削制备洞形，减少牙质发生裂纹
　　B. 用龋蚀显示液　　　　　　　　　　C. 用挖匙去腐
　　D. 用球钻低速去龋　　　　　　　　　E. 接近露髓处留下部分软化牙本质

【答案】A

【解析】年轻恒牙龋病治疗过程中，应尽力保存活髓组织，接近露髓处留下部分软化牙本质，间接盖髓。制备洞形宜用金刚砂车针减速切削，以减少牙质发生裂纹，去除深部龋坏时宜使用低速球钻和挖匙，故选A。

77. 患儿，男，11岁，检查发现左下第二磨牙已经萌出，窝沟较深。医师立即对左下第二磨牙进行窝沟封闭，光固化灯照射距离离牙尖2mm，照射20～40s后发现封闭剂未硬。最可能的原因是
　　A. 窝沟太深　　　　　B. 酸蚀后未冲洗干净　　　　C. 照射时间太短
　　D. 照射距离离牙尖过远　　E. 未吹干牙面就涂布封闭剂

【答案】D

【解析】照射距离约离牙尖1mm，因此本题答案为D。

78. 女，5岁，右下第二乳磨牙咬合面龋洞，腐质去净后洞底在牙本质浅层，首选的治疗方法是
　　A. 银汞合金充填　　　B. 玻璃离子水门汀充填　　　C. 光敏复合树脂充填
　　D. 金属成品冠　　　　E. 树脂嵌体

【答案】C

【解析】该题考核乳牙龋齿的治疗。此牙为乳磨牙的中龋，银汞合金可以充填，但是由于汞污染，颜色不美观，现在很少使用，因此选复合树脂充填。玻璃离子水门汀可以充填前牙。由于只局限在咬合面，所以不选D和E，故选C。

【破题思路】乳牙咬合面浅龋：树脂直接充填。

79. 男，2岁半。唇颊面龋洞，腐质黄软，上下颌乳2乳3唇面牙颈部白垩色脱矿斑。患儿夜里吃2次母乳，不刷牙。诊断是

　　A. 多发龋　　　　　　　　B. 猖獗龋　　　　　　　　C. 奶瓶龋

　　D. 忽视性龋　　　　　　　E. 急性龋

【答案】B

【解析】该题考核猖獗龋的临床诊断。由于不好发龋齿的下前牙也受累及，符合猖獗龋的定义，奶瓶龋好发于上颌前牙。急性龋、多发龋都不确切，故选B。

80. 患儿，男，10岁，经口内检查发现上颌右侧区有恒中切牙、乳尖牙、第一乳磨牙、第二乳磨牙及第一恒磨牙。这个部位的这些牙齿可用系统为

　　A. 11，53，54，55，16　　　B. 21，63，64，65，26　　　C. 右上65431

　　D. 左上13456　　　　　　　E. 以上都不是

【答案】A

81. 患儿，2岁，唇颊面浅凹状龋，探龋蚀较浅，疼痛（-）。患儿哭闹不合作。应选处理方法

　　A. 复合体充填　　　　　　B. 玻璃离子充填　　　　　C. 氨硝酸银涂布

　　D. 氟化钠涂布　　　　　　E. 氟化氨银涂布

【答案】D

【解析】乳牙浅龋不易制备洞形时可用药物治疗。氨硝酸银刺激性大，氟化氨银对黏膜有刺激，哭闹儿童和恒牙禁用。氟化钠刺激性小，不合作患儿可用。

【破题思路】龋病药物治疗适用于广泛浅龋，哭闹儿童不可使用氨硝酸银、氟化氨银。

82. 患儿，男，2岁，由父母亲陪同去口腔科就诊，母亲要求医师为小孩做乳牙窝沟封闭，医师认为该小孩目前不需窝沟封闭，其主要原因是

　　A. 现阶段儿童不易患龋　　　　　　B. 乳牙不需做窝沟封闭

　　C. 封闭剂的氟释放，儿童易误吞造成氟中毒　　D. 乳牙窝沟封闭年龄一般应为3～4岁

　　E. 乳牙有机质多，封闭剂易脱落

【答案】D

【解析】窝沟封闭术是窝沟龋的有效预防方法，对年龄的要求：乳磨牙，3～4岁时适宜做窝沟封闭；第一恒磨牙，6～7岁时适宜做窝沟封闭，故选D。

【破题思路】3～4岁：乳磨牙窝沟封闭。

83. 患者男，8岁，乳磨牙不同程度龋坏，考虑的治疗方法不可能是

　　A. 药物治疗　　　　　　　B. 充填治疗　　　　　　　C. 嵌体修复

　　D. 金属成品冠修复　　　　E. 对患儿及家长进行口腔卫生宣传

【答案】E

【解析】乳磨牙不同程度龋坏治疗方法有药物治疗、充填治疗、嵌体修复、金属成品冠修复。对患儿及家长进行口腔卫生宣传是卫生宣教，不是治疗方法，故选E。

【破题思路】龋坏治疗：充填治疗。

84. 女孩，7岁。现有咬合面龋未及时治疗。发现牙龈肿胀，经X线片检查的内容不包括

　　A. 釉牙骨质界的位置　　　B. 有无髓底穿孔表现　　　C. 根尖周病变的范围

　　D. 其下发恒牙胚情况　　　E. 牙根吸收情况

【答案】A

【解析】乳牙咬合面龋未及时治疗，牙龈肿胀，拍X线片检查有无髓底穿孔表现、根尖周病变的范围、其下发恒牙胚情况、牙根吸收情况以进一步确定治疗方案，故选A。

【破题思路】X线片主要观察肉眼无法直视到的情况。

85. 男孩，5岁。上颌前牙冷热痛1周，无自发痛及夜间痛史。查：近中舌面中龋，探敏感，叩痛（-），无穿髓点。充填治疗宜选用的材料是
A.银汞合金　　　　　　　　B.玻璃离子水门汀　　　　　　C.复合树脂
D.磷酸锌水门汀　　　　　　E.氧化锌丁香油糊膏
【答案】B
【解析】由题目可知，患牙是乳前牙，中龋，玻璃离子水门汀对牙髓刺激小，与牙体有粘接力，可缓释氟，而且色泽和透明感近牙体，符合美观要求，所以B正确。因为发生在前牙，考虑到美观问题，所以A错误。复合树脂、磷酸锌水门汀对牙髓刺激大，所以C、D错误。氧化锌丁香油糊膏多用作垫底材料，作为充填材料强度不够，所以E错误。故此题选B。

86. 患儿，女，6岁。口腔检查发现：右上颌第一磨牙殆面窝沟深，能卡住探针，余未见异常。据此，对该患牙最适宜的治疗方法是
A.窝沟封闭　　　　　　　　B.常规髓病治疗　　　　　　　C.常规银汞合金充填
D.常规复合树脂充填　　　　E.非创伤性修复治疗
【答案】A
【解析】窝沟封闭的适应证主要有：窝沟深，特别是可以插入或卡住探针；患者其他牙，特别对侧同名牙患龋或有患龋倾向。故此题选A。

(87～90题共用题干)
女，7岁，食冷饮时左后牙感到酸痛2周，无自发痛史，检查发现6颊面深龋，龋蚀范围稍广，腐质软而湿润，易挖除，但敏感。测牙髓活力同正常牙，叩（-）。

87. 根据上述临床表现和检查结果，拟诊断为
A.慢性根尖周炎　　　　　　B.急性牙髓炎　　　　　　　　C.急性龋
D.慢性龋　　　　　　　　　E.慢性闭锁性牙髓炎
【答案】C

88. 治疗方案应考虑为
A.间接盖髓术　　　　　　　B.活髓切断术　　　　　　　　C.干髓术
D.根管治疗术　　　　　　　E.活髓摘除术
【答案】A

89. 首次就诊时，对该患牙应做的处理为
A.双层垫底即刻充填　　　　B.置放失活剂　　　　　　　　C.氧化锌丁香油糊剂暂封
D.活髓切断　　　　　　　　E.局麻下活髓摘除
【答案】C

90. 若充填后远期出现激发痛和自发痛。多由于
A.充填物有早接触　　　　　B.充填物不密合　　　　　　　C.继发龋伴发牙髓炎
D.充填物形成悬突　　　　　E.未恢复接触点
【答案】C
【解析】食冷饮时左后牙感到酸痛2周，无自发痛史，检查发现6颊面深龋，龋蚀范围稍广，腐质软而湿润，易挖除，但敏感。测牙髓活力同正常牙，叩（-），根据病情可诊断为急性龋；深龋质软可间接盖髓治疗；首次就诊因较敏感，可以氧化锌丁香油糊剂安抚；充填后远期出现激发痛和自发痛说明是继发龋导致的牙髓炎。

【破题思路】急性龋——软化牙本质较多，着色浅，范围较广，质地较湿软，易以手用器械去除
深龋——间接盖髓术
去腐敏感——氧化锌丁香油糊剂安抚
充填后远期出现激发痛和自发痛——继发龋致牙髓炎

(91～92题共用题干)
患儿，2岁。每天喝秋梨膏，并且每晚含奶头才能入睡。上前牙唇侧和第一乳磨牙颊殆面龋损。
91. 本病例诊断是
A.多发龋　　　　　　　　　B.猖獗龋　　　　　　　　　　C.奶瓶龋
D.忽视性龋　　　　　　　　E.幼儿龋
【答案】C

92. 此患儿可能的病因是
A. 乳牙钙化度低不耐酸　　　　　B. 孩子睡眠时间长及唾液黏稠　　　　　C. 患儿口腔卫生差
D. 不良的喂养习惯　　　　　　　E. 此孩子是龋易感者
【答案】D
【解析】题干提到每天喝秋梨膏，并且每晚含奶头才能入睡，上前牙唇侧龋坏，符合奶瓶龋的诊断。奶瓶龋的主要病因和不良的喂养习惯有关，题干中也提到患儿每天喝秋梨膏，并且每晚含奶头才能入睡。

(93～94题共用题干)
男孩，12岁。右上后牙食物嵌塞痛1周，遇冷热食物感疼痛不适，不进食时无不适。检查：咬合面近中窝龋坏，去除龋洞内食物碎屑后可见浅棕色湿润的软化牙本质堆积，探诊酸软，冷热测试同对照牙，入洞有刺激性疼痛，刺激去除后立即消失

93. 该主诉牙的诊断为
A. 浅龋　　　　　　　　　　　　B. 继发龋　　　　　　　　　　　　C. 深龋
D. 可复性牙髓炎　　　　　　　　E. 慢性牙髓炎急性发作
【答案】C

94. 首选的修复术是
A. 全冠　　　　　　　　　　　　B. 双层垫底后银汞合金修复术　　　　C. 垫底后复合树脂粘接修复术
D. 玻璃离子粘接修复术　　　　　E. 磷酸锌粘接剂修复术
【答案】B

【解析】浅龋：探诊无不适，质硬，局限于釉质。深龋：有温度刺激痛，嵌塞痛，探痛，质软，腐质不易去净。刺激进入洞内疼痛，去除刺激疼痛立即消失。本题患者可诊断为深龋。可复牙髓炎：遇冷热刺激痛，去除刺激后疼痛持续数秒。慢性牙髓炎：冷热刺激痛，去除刺激后疼痛持续数分钟或更久；急性发作，疼痛不能定位，夜间痛，持续痛，放射性痛，疼痛剧烈。继发龋：一般有充填物，在充填物周围有龋坏出现。深龋时，洞深，洞底接近髓腔，一般需双层垫底后再充填。即先用氧化锌丁香油粘固剂垫一层，以保护牙髓，再塑一层磷酸锌粘固剂。如用聚羧酸锌粘固剂或玻璃离子粘固剂垫底可只垫一层。

【破题思路】		
深龋	病变到达牙本质中层达深层，明显的龋洞，洞底接近髓腔，冷热酸甜刺激入洞产生敏感症状	治疗：双层垫底后充填

(95～96题共用题干)
女，5岁。右下后牙食物嵌塞痛1周。检查：右下Ⅴ 𬌗面未探及龋洞，叩诊(-)，不松动，牙龈未见异常。Ⅳ 龋洞，探不敏，叩诊(-)，同远中边缘嵴完整发黑，不松动，牙龈未见异常。余牙未见异常。

95. 为明确诊断还应进行的检查是
A. 咬诊　　　　　　　　　　　　B. 碘染色法　　　　　　　　　　　　C. 活力电测验
D. 冷测　　　　　　　　　　　　E. X线片
【答案】E

96. 深龋腐质去净后洞底达牙本质深层，下一步治疗首选
A. 光敏复合树脂充填　　　　　　B. 氧化锌丁香油糊剂充填　　　　　　　C. 磷酸锌水门汀垫底
D. 氢氧化钙制剂间接盖髓　　　　E. 玻璃离子水门汀充填
【答案】D

【解析】本题考核乳牙龋齿诊断方法和治疗。咬合面见龋洞，拍摄X线𬌗翼片诊断邻面龋齿深度。年龄较小的儿童一般不做牙髓活力电测验，牙髓活力冷测验也只作为参考。洞底达牙本质深层，诊断为深龋。应该先进行间接盖髓保护牙髓后再进行充填。

【破题思路】		
	早期邻面龋	检查：X线
	深龋	治疗：间接盖髓

(97～98题共用题干)

患者，女，9岁，左下颌第一恒磨牙龋洞，深度近髓腔；叩痛（−），探痛（+），松动（−），冷刺激敏感，无自发痛症状；X线辅助检查无根尖周炎症。

97. 操作过程中错误的是
A. 去龋和制备洞形时应小心操作　　B. 用龋蚀显示液
C. 球钻低速去龋　　　　　　　　　D. 深部软化牙本质，可用挖匙挖除
E. 深龋再矿化治疗时，第一次必须去尽所有软化牙本质
【答案】E

98. 治疗措施不正确的是
A. 盖髓或垫底　　　　B. 复合树脂充填　　　　C. 银汞充填
D. 牙髓切断术　　　　E. 牙髓摘除术
【答案】E

【解析】年轻恒牙去龋和备洞时要小心操作，保护牙髓，避免不必要的露髓。制备洞形时，宜减速切削，避免釉质发生裂纹。近髓时应做间接盖髓，应妥善垫底并且选用对牙髓无刺激的材料。年轻恒牙深龋治疗时，如果估计去净腐质可能露髓时，可以采用间接牙髓治疗（二次去腐法）保留部分软化牙本质避免露髓，采取氢氧化钙间接盖髓，妥善垫底后充填。对于年轻恒牙的治疗要尽量保髓，故不采取牙髓摘除术。

【破题思路】
年轻恒牙深龋治疗原则——保护牙髓　　　　可采用二次去腐法

(99～102题共用备选答案)
A. 近中面　　　　　B. 颊面　　　　　　C. 近中邻面
D. 唇面远中面　　　E. 远中邻面

99. 上颌乳中切牙易患龋牙面是
【答案】A

100. 上颌乳尖牙易患龋牙面是
【答案】D

101. 第一乳磨牙易患龋牙面是
【答案】E

102. 第二乳磨牙易患龋牙面是
【答案】C

【解析】在上颌，乳中切牙易患龋的牙面为近中面，其次是远中面和唇面。乳侧切牙以近中面、唇面多见。乳尖牙多见于唇面，其次是远中面。第一乳磨牙多见于𬌗面，其次为远中邻面。第二乳磨牙多发生于𬌗面和近中邻面。

(103～104题共用备选答案)
A. 奶瓶龋　　　　B. 环状龋　　　　C. 猖獗龋
D. 静止性龋　　　E. 急性龋

103. 常发生于上颌乳前牙的唇面，较快发展成广泛性龋的是
【答案】A

104. 包括涉及下前牙在内的绝大多数牙齿的快速、广泛的龋蚀是
【答案】C

【解析】奶瓶龋：是低龄儿童龋的一种。由于不良喂养习惯引起的早期广泛性龋齿，如含奶瓶入睡，睡前喝奶后不刷牙，牙齿萌出后夜间喝奶，延长母乳和奶瓶喂养时间，过多进食含糖饮料饮食等。表现为好发于上颌乳切牙的唇面，而在下颌乳切牙却无龋齿。猖獗龋：突然发生、范围广、进展快速、侵及不易患龋的下颌乳前牙且随乳牙龋蚀的进展很快发生牙髓感染的这类龋称为猖獗龋，俗称猛性龋。环状龋：乳前牙唇面、邻面龋快速发展可形成围绕牙颈部，环绕牙冠的龋齿。

(105～106题共用备选答案)
A. 氢氧化钙制剂　　　B. 光敏复合树脂　　　C. 磷酸锌水门汀
D. 玻璃离子水门汀　　E. 氧化锌丁香油糊剂

105. 深龋备洞近髓时选用
【答案】A

106. 乳尖牙唇面颈部龋洞可选用
【答案】D

【解析】深龋应该选氢氧化钙护髓后进行充填。光敏复合树脂和玻璃离子水门汀都可以充填唇面窝洞,但是玻璃离子水门汀可以释放氟,有预防龋齿的作用。又因为是乳尖牙,因此选玻璃离子水门汀充填唇面洞。

(107~108题共用备选答案)

A. 奶瓶龋　　　　　　　　B. 少年龋　　　　　　　　C. 猖獗龋
D. 环状龋　　　　　　　　E. 线性釉质龋

107. 因口腔卫生差,又不及时治疗,龋蚀牙数、范围增多的是
【答案】C

108. 与乳牙新生线之矿化薄弱或乳牙牙颈部出生后釉质之矿化度低有关的是
【答案】E

【解析】猖獗龋:突然发生、范围广、进展快速、侵及不易患龋的下颌乳前牙且随乳牙龋蚀的进展很快发生牙髓感染,也称猛性龋。线性釉质龋:与乳牙新生线之矿化薄弱或乳牙牙颈部出生后釉质之矿化度低有关,发生于上颌前牙唇面的新生线处,龋损害呈新月形。

第二单元　牙髓病与根尖周病

1. 临床上年轻恒牙异常松动的原因多为
   A. 牙根未发育完全　　　B. 根尖周病　　　C. 牙髓炎
   D. 牙龈炎　　　　　　　E. 外伤
   【答案】B
   【解析】临床上年轻恒牙异常松动的原因是根尖周病，故选B。

   【破题思路】根尖周炎可导致牙齿松动。

2. 乳牙经常在出生后多长时间就可萌出
   A. 2个月　　　　　　　B. 6个月　　　　　C. 1岁半
   D. 2岁　　　　　　　　E. 2岁半
   【答案】B
   【解析】从出生6个月左右开始萌出第一颗乳牙，到2岁半左右20颗乳牙萌出完毕。自6～7岁至12～13岁，乳牙逐渐脱落而被恒牙所替代。故选B。

   【破题思路】下颌乳切牙萌出时间——6个月。

3. 常见乳牙慢性牙槽脓肿排脓途径为
   A. 舌侧牙龈　　　　　　B. 唇侧牙龈　　　　C. 龋洞
   D. 龋沟　　　　　　　　E. 根分叉处
   【答案】B
   【解析】乳牙慢性牙槽脓肿排脓途径为唇侧牙龈，故选B。

4. 乳牙牙髓病和根尖周病的特点是
   A. 牙髓已有病变或坏死者一定有临床症状　　　B. 容易引起根分叉部位牙周组织的肿胀
   C. 较成人疼痛持续时间长、疼痛剧烈　　　　　D. 炎症很少扩散
   E. 牙髓温度测试容易得到确切的反应
   【答案】B
   【解析】乳牙牙髓病和根尖周病的疼痛表现悬殊较大，通常有疼痛史的表明牙髓已有炎症或已经坏死，反之牙髓已有病变或已经坏死者不一定都有症状（A错）。乳牙根尖周病易引起软组织肿胀，故选B。乳牙牙髓病和根尖周病疼痛较成人轻，炎症易扩散（C、D错）。牙髓活力测验虽能反映牙髓活力，但不易确切反映病变的真实情况，尤在乳牙和年轻恒牙很难得到确切反应（E错）。

   【破题思路】

乳牙牙髓病和根尖周病的特点	以慢性炎症为主	患牙松动并有叩痛，根尖部或根分叉处牙龈红肿，面部肿胀。组织疏松，感染易于扩散

5. 下列活髓切断的步骤中正确的是
   A. 根分歧病变局限时可用此法
   B. 用涡轮钻针快速去除病髓
   C. 肾上腺素棉球彻底止血
   D. 1∶5 FC浴后氢氧化钙盖髓
   E. 氧化锌丁香油粘固粉和磷酸锌水门汀垫底
   【答案】E
   【解析】氧化锌丁香油粘固粉和磷酸锌水门汀是常见的活髓切断术垫底材料，盖髓材料则选择的是MTA或者氢氧化钙。1∶5 FC浴后应断面覆以厚度1mm氧化锌丁香油，而不是氢氧化钙。

【破题思路】			
牙髓切断术	适用于深龋露髓，部分冠髓牙髓炎，外伤露髓的牙齿	材料：1∶5FC或氢氧化钙	氧化锌丁香油粘固粉和磷酸锌水门汀垫底充填

6. 乳牙牙髓切断术中，如使用戊二醛（FC）进行操作，则戊二醛的浓度为
A. 10%   B. 1%   C. 5%
D. 0.5%   E. 2%
【答案】E

7. 下列各项中必须立刻做牙髓治疗的是
A. 乳牙根尖1/3折断   B. 乳牙全脱位   C. 外伤嵌入
D. 乳牙移位   E. 冠折露髓孔大
【答案】E
【解析】乳牙根尖1/3折断作观察处理；乳牙全脱位后不再复位；乳牙外伤嵌入根据恒牙胚是否受到影响，作观察或拔出；乳牙移位复位后非立刻做牙髓治疗。髓腔暴露患者必须立即进行根管治疗，不仅治疗效果好，也可减轻髓腔暴露的痛苦，故选E。

【破题思路】	
乳牙根尖1/3折断	固定，观察
乳牙全脱位	无须再植
外伤嵌入	不影响恒牙胚——观察；影响恒牙胚——拔除
乳牙移位	复位固定
冠折露髓孔大	牙髓摘除术

8. 乳牙根管治疗中错误的是
A. 药物失活牙髓前应有牙片参考   B. 揭净髓室顶完全暴露根管口
C. 拔髓时可以保留根尖1/3的牙髓   D. 选用刺激性小的药物进行根管消毒
E. 选用可吸收的药物根充
【答案】C
【解析】牙髓极易受到感染，且不易恢复，拔髓保留的牙髓不仅有感染的可能，而且会影响根管治疗的效果，故选C。

【破题思路】				
乳牙根管治疗	术前拍摄X线片：了解根尖周病变和牙根吸收情况	在局麻下或牙髓失活后，将全部牙髓摘除	根管消毒：根管内封入氢氧化钙制剂	采用可吸收的，不影响乳牙替换的根管充填材料

9. 乳牙牙髓炎的特点中正确的是
A. 患儿疼痛症状不明显   B. 点状露髓说明牙髓感染很轻   C. 叩诊电活力测可提供有效证据
D. 牙髓血运丰富感染容易局限   E. X线可显示牙髓炎症程度
【答案】A
【解析】乳牙牙髓炎疼痛症状不明显，由于血运丰富感染容易扩散，叩诊电活力测只能作为参考，X线不能显示牙髓炎症程度，露髓孔大小与炎症无关系，故选A。

【破题思路】		
乳牙牙髓病	以慢性炎症为主	组织疏松，感染易于扩散

10. 乳牙牙髓治疗中正确的是
A. 乳牙根管充填可用氧化锌丁香油糊剂
B. 牙髓坏疽可以做活髓切断
C. 牙根开始吸收时不能做活髓切断
D. 乳牙不能做氢氧化钙活髓切断
E. 乳牙保存活髓没意义

【答案】A

【解析】氧化锌丁香油糊剂不同的配方凝固时间大约为20min～1h，并具有一定的流动性。应用于年轻恒牙、乳牙、根尖无病变的患牙根管。对根尖刺激性较小，有一定安抚作用。

【破题思路】

乳牙牙髓病治疗技术	间接牙髓治疗	深龋
	直接盖髓术	应用于备洞时的意外穿髓，露髓孔直径小于1mm的患牙；外伤冠折露髓的患牙
	乳牙牙髓切断术	适用于深龋露髓，部分冠髓牙髓炎，外伤露髓的牙齿。牙根吸收1/2时不宜做牙髓切断术
	乳牙根管治疗术	牙髓坏死、牙髓全部感染

11. 乳牙根管治疗术与恒牙根管治疗术最根本的区别是
A. 洞型制备不同
B. 消毒药物不同
C. 垫底材料不同
D. 根充材料不同
E. 充填材料不同

【答案】D

12. 治疗青少年根尖周炎最好选用
A. 干髓术
B. 根管治疗
C. 塑化治疗
D. 空管治疗
E. 安抚治疗

【答案】B

【解析】干髓术是去除感染冠髓，保留干尸化的根髓，从而保存患牙的治疗方法，远期效果较差，不用于青少年根尖周炎的治疗，排除A。塑化治疗适用于成年人根尖孔完全形成的恒磨牙，故排除C。空管治疗，现临床已经淘汰该技术，排除D。安抚治疗适用于深龋，不适用于根尖周炎的治疗，E亦排除。根管治疗清除根管内的炎性牙髓和坏死物质，达到治疗牙病以及预防和治疗根尖周病的目的，对于青少年根尖周病的治疗远期效果亦较好。

【破题思路】青少年根尖周炎治疗——根管治疗。

13. 为避免有畸形中央尖的牙发生牙体与牙周损伤，临床上应采用何种措施
A. 活髓切断术
B. 根尖诱导成形术
C. 磨除中央尖，开髓失活术
D. 少量多次调磨中央尖
E. 根管治疗术

【答案】D

【解析】畸形中央尖属牙齿发育畸形，如通过外力创伤等使中央尖折断，会有露髓的可能，故可多次调磨中央尖，促进继发性牙本质的形成，亦可一次性磨出做直接覆盖，故选D。

【破题思路】

畸形中央尖	对刚萌出的牙齿上细而尖的中央尖加固防折
	可一次性磨除此尖，制备洞形，按常规进行盖髓治疗
	多次少量调磨此尖

14. 萌出过早的乳牙多见于
A. 上乳前牙
B. 上乳尖牙
C. 下乳前牙
D. 下乳尖牙
E. 第一乳磨牙

【答案】C

【解析】乳牙早萌分为两种情况：诞生牙和新生牙，多见于下颌中切牙（下乳前牙），记忆性知识点。故选C。

【破题思路】

乳牙早萌	多见于下颌中切牙	诞生牙、新生牙

15. 乳牙牙髓感染临床上多为
A. 急性牙髓炎　　　　　　B. 慢性牙髓炎　　　　　　C. 逆行性牙髓炎
D. 可复性牙髓炎　　　　　E. 化脓性牙髓炎
【答案】B
【解析】乳牙的牙髓组织细胞和血管成分多，血运丰富，活力旺盛，抗感染能力及修复能力均强，从而牙髓感染易转为慢性，处于持续状态，易成为慢性牙髓炎。故选B。

16. 年轻恒牙列是指
A. 恒牙萌出，建𬌗，牙根完全形成后的恒牙列
B. 12岁最后一颗乳牙脱落到18岁牙根形成之前的恒牙列
C. 乳牙全部脱落恒牙全部萌出后的恒牙列
D. 12～15岁乳牙全部脱落除第三恒磨牙外恒牙全部萌出的阶段
E. 牙齿萌出但髓腔大牙根未完全形成的阶段
【答案】D
【解析】12岁左右，全部乳牙被替换完毕，到13岁左右，除上、下颌智齿外，恒牙均已萌出，但此时的部分恒牙牙根尚未完全形成，所以称为年轻恒牙列。故选D。

17. 乳牙急性根尖周炎不可能的临床表现是
A. 肿胀　　　　　　　　　B. 叩痛　　　　　　　　　C. 瘘管
D. 松动　　　　　　　　　E. 咬合痛
【答案】C
【解析】出现瘘管时，牙髓多完全坏死，为慢性根尖周炎的表现，故选C。

【破题思路】瘘管——慢性根尖周炎。

18. 目前发现的能与乳牙牙根同步吸收的充填材料是
A. 氧化锌丁香油糊剂　　　B. 氧化锌碘仿糊剂　　　　C. 氢氧化钙碘仿糊剂
D. 抗菌药糊剂　　　　　　E. 以上都不是
【答案】E
【解析】氧化锌丁香油糊剂吸收迟缓于乳牙根的吸收，排除A。氧化锌碘仿糊剂、抗菌药糊剂不属于常用乳牙根管充填材料，排除B、D。氢氧化钙碘仿糊剂常出现早于乳牙牙根生理吸收的吸收现象，排除C。故选E。

19. 乳磨牙慢性根尖周炎瘘管孔最常出现于
A. 龈沟部位　　　　　　　B. 颊侧根分歧部位　　　　C. 根尖区黏膜
D. 舌腭侧牙龈黏膜　　　　E. 颊侧皮肤
【答案】B
【解析】乳磨牙髓室底薄，副根管多，炎症易从此处感染根尖周组织，而且颊侧骨壁薄，因此，颊侧根分歧处黏膜出现瘘管孔的情况多见。故选B。

【破题思路】乳磨牙慢性根尖周炎瘘管孔——根分歧部位。

20. 临床上乳牙根管治疗术常用药物是
A. 氢氧化钙制剂　　　　　B. 聚羧酸锌水门汀　　　　C. 磷酸水门汀
D. 樟脑酚　　　　　　　　E. 甲醛甲酚
【答案】A
【解析】乳牙根管治疗术常用药物是可吸收且不影响乳恒牙交替的糊剂填充，氢氧化钙制剂符合要求，临

床最常用，所以 A 正确。

【破题思路】

乳牙根管充填	采用可吸收的，不影响乳替换的根管充填材料	氧化锌丁香油糊剂、碘仿糊剂、氧化锌碘仿糊剂、氢氧化钙糊剂等

21. 乳牙根尖周病治疗成功的标准不包括
A. 无异常松动　　　　　B. 无龈瘘　　　　　C. 牙齿无变色
D. 无肿胀　　　　　　　E. X 线片示根尖周无病变
【答案】C
【解析】乳牙根尖周病伴随牙髓感染坏死，若长时间不治疗则出现牙冠变色，乳牙根尖周病治疗成功的标志包括无异常松动，无龈瘘，无肿胀，X 线片示根尖周无病变。

【破题思路】乳牙根尖周病治疗成功的标准：
炎症消除，无疼痛，无肿胀，无松动，根尖周无病变。

22. 临床诊断乳牙根尖周病不依赖于
A. 疼痛　　　　　　　　B. 肿胀　　　　　　　C. 松动
D. 龋洞深度　　　　　　E. X 线检查
【答案】D
【解析】龋洞深度对诊断牙髓炎有依赖性，对诊断根尖周病不具有依赖性。

【破题思路】

乳牙根尖周病特点	慢性炎症为主，急性发作就诊	患牙松动并有叩痛，现面部肿胀	X 线检查可见根尖部和根分叉部牙槽骨破坏的透射影像

23. 乳牙慢性牙髓炎的症状是
A. 症状轻重不一　　　　B. 深龋　　　　　　　C. 松动
D. 牙髓坏死　　　　　　E. 瘘管
【答案】A
【解析】松动、牙髓坏死、瘘管为根尖周病的症状，深龋为龋齿的一个分类，故选 A。

24. 根尖诱导成术后根尖孔封闭的时间是
A. 3 个月～2 年　　　　B. 3～6 个月　　　　C. 6 个月年
D. 6 个月～2 年　　　　E. 1～2 年
【答案】D
【解析】根尖诱导成术后根尖孔封闭的时间是 6 个月～2 年。

【破题思路】

根尖诱导成形术	第一阶段为消除感染和根尖周病变，诱导牙根发育	一般间隔 6 个月～2 年
	第二阶段为牙根根尖孔闭合后，进行严密充填根管	

25. 下列哪一项不是根尖诱导成形术的适应证
A. 牙髓病波及根髓的年轻恒牙　　　　B. 牙髓全部坏死的年轻恒牙
C. 根尖周炎症的年轻恒牙　　　　　　D. 根近冠 1/3 折断的年轻恒牙
E. 深龋意外露髓的年轻恒牙
【答案】E
【解析】根尖诱导成形术的适应证主要有牙髓病已波及根髓，而不能保留或不能全部保留根髓的年轻恒牙；牙髓全部坏死或并发根尖周炎症的年轻恒牙。深龋意外露髓的年轻恒牙可以做活髓切断术，故选 E。

【破题思路】	
根尖诱导成形术	适应证：牙髓炎症已经波及根髓，而不能保留或不能全部保留根髓的年轻恒牙；牙髓坏死或并发根尖周炎症的年轻恒牙

26. 乳牙急性牙髓炎的重要症状是
A. 自觉症状不明显　　　　B. 肿胀　　　　C. 疼痛
D. 松动　　　　E. X 线片显示根尖周正常
【答案】C
【解析】乳牙急性牙髓炎的重要症状是疼痛，故选 C。

【破题思路】急性牙髓炎——疼痛，特点为自发痛。

27. 牙髓保存治疗主要是指
A. 间接盖髓术　　　　B. 直接盖髓术　　　　C. 盖髓术
D. 切断术　　　　E. 盖髓术和切断术
【答案】E
【解析】牙髓保存治疗主要是指盖髓术和切断术，故选 E。

【破题思路】保髓——盖髓术和切断术。

28. 乳牙龋病充填后疼痛的因素可能性不大的是
A. 制备洞形时机械切削、振动、压力、温度等刺激牙髓
B. 意外穿髓未发觉
C. 龋蚀穿髓未及时处理
D. 牙髓已坏死
E. 充填体过高
【答案】C
【解析】充填后出现疼痛可能为制备洞形时机械切削、振动、压力、温度等刺激牙髓，意外穿髓未发觉，牙髓已坏死，充填体过高。"龋蚀穿髓未及时处理"龋蚀穿髓应行牙髓治疗，此为操作问题，并非龋病充填后出现的疼痛。可用排除法，故选 C。

29. 患儿，男，6 岁。诉自发性疼痛 2 日，查：左下颌第一乳磨牙远中邻面龋洞，探诊（+），叩诊（++），松动 I 度，颊侧牙龈色红，未见瘘管。最可能的诊断是
A. 深龋　　　　B. 急性牙髓炎　　　　C. 逆行性牙髓炎
D. 急性根尖周炎　　　　E. 慢性根尖周炎
【答案】D
【解析】患儿远中邻面龋洞，探诊（+），叩诊（++），说明根尖炎症。排除选项 A、B、C。颊侧牙龈色红，未见瘘管说明是急性炎症不是慢性炎症。故排除 E。急性根尖周炎可出现较为剧烈的自发性疼痛、咀嚼痛和咬合痛。患牙松动并有叩痛。故应选择 D。

【破题思路】自发痛，叩诊（++），松动 I 度——急性根尖周炎。

30. 乳牙慢性根尖脓肿常见的排脓通道是
A. 龈沟排脓　　　　B. 根分歧　　　　C. 舌侧黏膜
D. 根尖区　　　　E. 颊部皮肤
【答案】A
【解析】乳牙慢性根尖脓肿常见的排脓通道是龈沟排脓。

31. 根尖诱导成形术后每隔多长时间复查一次
A. 1～3 个月　　　　B. 3～6 个月　　　　C. 6 个月
D. 6～9 个月　　　　E. 12 个月

【答案】B

【解析】根尖诱导成形术后每3～6个月复查一次，故选B。

【破题思路】根尖诱导成形术复查时间：3～6个月。

32. 下列哪一项不会引起乳牙病理性根吸收
    A. 乳牙根尖周炎症　　　　B. 乳牙牙髓炎　　　　C. 牙外伤
    D. 活髓切断术、盖髓术治疗　　E. 恒牙萌出

【答案】E

【解析】恒牙萌出会引起生理性根吸收，故选E。

【破题思路】牙萌出时乳牙牙根吸收——生理性吸收。

33. 对根尖敞开、牙根未发育完全的死髓牙，应采用
    A. 牙髓切断术　　　　B. 盖髓术　　　　C. 牙髓摘除术
    D. 根尖诱导成形术　　E. 根管治疗术

【答案】D

【解析】题目中一般指的是年轻恒牙。根尖未发育完全的牙齿行根尖诱导成形术促进根尖屏障形成，故选D。

34. 下列哪一项不是金属成品冠修复乳牙窝洞的适应证
    A. 牙体缺损范围广　　　　B. 牙颈部龋蚀，可制备龈壁者　　　　C. 一个牙有多个牙面龋者
    D. 釉质发育不全牙　　　　E. 间隙保持器中作固位体

【答案】B

【解析】金属成品冠修复乳牙窝洞的适应证：牙体缺损范围广，一个牙有多个牙面龋者，釉质发育不全牙，间隙保持器中作固位体。

【破题思路】金属成品冠适用于

1. 牙体缺损广泛，难以获得抗力形和固位形者
2. 牙颈部龋蚀致窝洞无法制备龈壁者；一个牙同时多个牙面龋坏
3. 釉质发育不全或冠折牙
4. 龋病活跃性强，易发生继发龋者
5. 间隙保持器中作固位体等

35. 乳牙牙髓病常见的临床症状不包括
    A. 自发痛　　　　B. 冷热痛　　　　C. 夜间痛
    D. 肿胀　　　　E. 咬合痛

【答案】D

【解析】乳牙牙髓病包括牙髓炎症、牙髓坏死和牙髓变性。乳牙牙髓病多由龋源性感染引起。除龋病感染外，牙齿外伤也可引起。急性牙髓炎有自发痛、冷热痛、夜间痛。故选D。

【破题思路】肿胀——根尖周炎。

36. 乳牙根尖病治疗方法为
    A. 直接盖髓术　　　　B. 活髓切断术　　　　C. 变异干髓术
    D. 根管治疗术　　　　E. 干髓术

【答案】D

【解析】乳牙的根尖周病的治疗是根管治疗术，故选D。直接盖髓术适用于备洞时的意外露髓，露髓孔小于1mm的患牙；外伤冠折新鲜露髓的患牙。活髓切断术适用于深龋，部分冠髓牙髓炎；前牙外伤性冠折牙髓外露。干髓术，用药物使牙髓失活，切断牙髓，将干髓剂覆盖于根髓断面，使根髓干燥、硬化固定，成为无菌干化组织的治疗方法。干髓术牙齿经常出现牙根早吸收，临床应慎用。

【破题思路】乳牙根尖病治疗首选——根管治疗。

37. 年轻恒牙牙髓治疗原则为
A. 保留牙齿，维持间隙　　　B. 去除牙髓感染，修复牙齿外形　　　C. 恢复咀嚼功能，促进颌骨发育
D. 尽可能保护活髓和牙乳头　　　E. 保留牙齿，恢复咀嚼功能
【答案】D
【解析】年轻恒牙牙髓治疗原则是：尽力保存活髓组织，以保证牙根的继续发育和生理性牙本质的形成。如不能保存全部活髓，也应保存根部活髓。如不能保存根部活髓，也应保存牙齿。故选D。

【破题思路】年轻恒牙治疗原则是尽力保存生活的牙髓组织，促进牙根发育。

38. 乳牙牙髓病及根尖周病治疗中，不宜使用的药物是
A. 5%次氯酸钠液　　　B. 三氧化二砷　　　C. 3%过氧化氢
D. 木榴油　　　E. 樟脑酚
【答案】B
【解析】三氧化二砷作为牙髓失活剂，作用迅速无自限性，若药物穿过薄层髓底或根尖孔，则可损伤牙周或根尖周围组织，甚至损伤牙磨牙根分歧下方的恒牙胚，故不宜用于乳牙失活。5%次氯酸钠液和3%过氧化氢可用于冲洗乳牙根管；蘸有木榴油和樟脑酚的棉球放置于髓室内，或制成棉捻置于根管内，起到根管消毒的作用。故此题选B。

【破题思路】乳牙禁用三氧化二砷。

39. 下列有关年轻恒牙牙髓修复特点叙述中，错误的是
A. 比成熟恒牙牙髓组织疏松　　　B. 血管丰富，抗病能力和修复功能强
C. 牙乳头对感染的抵抗力强　　　D. 髓室内有感染坏死时，部分牙髓或根髓仍有活性
E. 根尖孔大，血运丰富，牙髓感染不易向根尖周扩散
【答案】E
【解析】年轻恒牙牙髓和根尖周组织疏松；牙髓血液丰富，生命力旺盛，因此其抗病能力和修复功能都较强，有利于控制感染和消除炎症，这也是临床上保存活髓疗法的有利条件；又因其牙髓组织疏松，根尖孔大，血运丰富，一旦发生炎症感染易于扩散。E是错误的，故此题选E。

【破题思路】

年轻恒牙牙髓组织特点	髓腔大，髓角高，根管壁薄，根尖孔未发育完全
	组织疏松，细胞多，血运丰富，炎症感染易于扩散
	牙髓有较强修复能力
	牙髓感染时不易出现牙髓坏死

40. 恒牙牙根未发育完全的死髓牙应采用的促使根尖继续形成的治疗方法是
A. 活髓切断术　　　B. 根管治疗术　　　C. 牙髓摘除术
D. 根尖诱导成形术　　　E. 倒充填术
【答案】D
【解析】根尖诱导成形术是指牙根未完全形成之前而发生牙髓严重病变或尖周炎症的年轻恒牙，在消除感染或尖周炎症的基础上，用药物诱导根尖部的牙髓和（或）根尖周组织形成硬组织，使牙根继续发育并使根尖形成的治疗方法。它的适应证是：牙髓病变已波及根髓，而不能保留或不能全部保留根髓的年轻恒牙；牙髓全部坏死或并发根尖周炎症的年轻恒牙。故此题选D。

41. 意外穿髓的乳牙可行
A. 间接盖髓　　　B. 活髓切断　　　C. 干髓治疗
D. 垫底后充填　　　E. 根管治疗
【答案】B

【解析】间接盖髓用于软化牙本质不能一次去净,牙髓正常,无明显主观症状的深龋,A不对。活髓切断,适用于意外穿髓,但根髓无感染的患牙,B对。干髓治疗适用于髓腔形态复杂不能进行完善根管治疗的患牙,C不对。垫底后充填适用于深龋去净腐质的龋齿,D不对。根管治疗全部牙髓均感染的患牙,E不对。

【破题思路】意外穿髓——保髓治疗(直接盖髓或活髓切断)。

42. 混合牙列时期是
A. 6～12岁　　　　　　　B. 7～13岁　　　　　　　C. 8～15岁
D. 出生6个月～2.5岁　　E. 6～9岁
【答案】A
【解析】从恒牙开始萌出,乳牙依次替换,到12岁左右,乳牙替换结束,这一阶段口内既有乳牙也有恒牙,所以称为混合牙列时期,为6～12岁,故选A。

43. 年轻恒牙牙髓组织特点中正确的是
A. 髓腔大,组织疏松,纤维成分多,细胞成分少
B. 根尖孔大,血运丰富,牙髓感染不易向根尖区扩散
C. 年轻恒牙乳头容易受损伤,抗感染能力弱
D. 年轻恒牙抗感染能力强,容易出现增生性牙髓炎
E. 年轻多根恒牙根尖周出现病变时,牙髓已经全部坏死
【答案】D
【解析】年轻恒牙牙髓组织和根尖周组织疏松,血运丰富,炎症感染易于扩散,如治疗及时,炎症也易控制和恢复。年轻牙乳头对抗感染的抵抗力强,容易出现增生性牙髓炎,不易坏死,故选D。

44. 乳牙根管充填所用材料为
A. 氧化锌丁香油糊剂　　B. 牙胶尖碘仿糊剂　　C. 热牙胶
D. 酚醛树脂　　　　　　E. 甲醛甲酚氧化锌糊剂
【答案】A
【解析】乳牙最终脱落,因此根管充填材料一定是可以被机体吸收的材料,以上选项中只有A符合。甲醛甲酚液与氧化锌丁香油混合调拌可作为盖髓剂,不能用作根管充填。

45. 下列哪一项不是乳牙拔除适应证
A. 牙冠破坏严重,无法修复的乳牙
B. 替换期,牙根吸收1/3以上,不能做根管治疗者
C. 根尖周炎症侵及恒牙牙胚,或恒牙牙根已形成3/4或恒牙牙胚顶端牙槽骨已消失
D. 外伤不能保留的乳牙
E. Ⅱ度松动的乳牙
【答案】E
【解析】乳牙拔除的适应证如下。①因咬合诱导需拔除的乳牙:a.已处于脱落期的松动乳牙;b.已过脱落期的滞留乳牙;c.继承恒牙已萌出或萌出受阻,而相应位置的乳牙仍未脱落;d.因正畸需要拔除的牙。②因病变不能保留的乳牙:a.牙冠破坏严重,形成残冠或残根,已无法修复的乳牙;b.患慢性根周炎的乳牙,牙根已吸收1/2以上,松动明显,根分叉及根尖处骨质破坏明显;c.牙根因感染而影响吸收,使根尖露出于牙龈外,常致局部黏膜发生创伤性溃疡;d.乳牙因外伤,牙根于近颈部1/2区折断者,或在骨折线上不能治愈的乳牙。③有病灶感染迹象而不能彻底治愈的乳牙,为消除感染源应拔除。故选E。

【破题思路】乳牙Ⅲ度松动时拔除。

46. 关于年轻恒牙治疗中注意事项,除外的是
A. 彻底清除根管内感染物质
B. 去除根管内牙髓时,应按照X线片测量的工作长度
C. 定期复查,定期换药
D. 牙髓或根尖周病变的程度是根尖诱导成形术的唯一制约因素
E. 应该尽量保留根尖部的生活牙髓
【答案】D

47. 年轻恒牙活髓切除术的目的是
A. 保存患牙行使功能 B. 避免根尖周病的发生 C. 保存活髓使根尖发育
D. 减少就诊次数 E. 有利于牙冠修复
【答案】C
【解析】年轻恒牙活髓切除术可保留健康牙髓，年轻恒牙的根尖孔没有完全完成，保留健康牙髓可使根尖继续发育，所以C正确。

【破题思路】年轻恒牙治疗原则是尽力保存生活的牙髓组织，促进牙根发育。
如不能保存全部活髓，也应保存根部活髓。不能保存根部活髓时，根尖尚未形成者，也应保存根部的牙乳头。

48. 乳牙根尖周病的主要病因是
A. 乳牙外伤 B. 重度磨耗 C. 髓腔感染
D. 化学烧伤 E. 先天畸形
【答案】C
【解析】乳牙根尖周病的主要病因是髓腔感染，其次是乳牙外伤，以及牙髓治疗中的不当操作或牙髓内用药不当，所以C正确。

【破题思路】乳牙根尖病主要病因——来源于牙髓感染。

49. 患儿，6岁，右下第一乳磨牙深龋，自发痛2日，夜间痛加重就诊。查患牙叩（±），探（++），冷（+），颊侧黏膜轻压痛，无波动感。治疗方法首选
A. 过氧化氢和盐水交替冲洗 B. 不处理 C. 拔除患牙
D. 开髓拔髓 E. 切开颊侧牙龈，放引流条
【答案】D
【解析】根据题干自发痛、夜间痛的特点诊断为急性牙髓炎，首先开髓拔髓，故选D。

【破题思路】急性牙髓炎——开髓拔髓。

50. 患儿，女，6岁，右下颌第二乳磨牙残冠，髓室底完整，近中根吸收约1/3，X线检查有继承恒牙，相邻第一恒磨牙未萌出，首选治疗方法为
A. 暂不处理 B. 根管治疗，保留牙齿 C. 拔除乳牙
D. 拔除乳牙并立即做间隙保持器 E. 拔除乳牙，待相邻第一恒磨牙萌出后做间隙保持器
【答案】B
【解析】该题先排除A；该牙不符合乳牙拔除的适应证，故选B。

【破题思路】髓室底完整，近中根吸收约1/3，可保留。

51. 女，5岁。|1残冠。探无反应，叩（±），唇侧牙龈瘘管，松动Ⅱ度，X线片示|1发育正常。临床治疗宜选择
A. 开放引流 B. 根管治疗 C. 根尖诱导术
D. 盖髓术 E. 拔除
【答案】E
【解析】该牙符合乳牙拔除的适应证，|1残冠。探无反应，叩（±），唇侧牙龈瘘管，松动Ⅱ度，X线片示|1发育正常。可以直接拔除患牙，待恒牙自然萌出，故选E。

【破题思路】5岁，乳前牙残冠，可拔除。

52. 患儿，男，9岁，左下颌第一恒磨牙严重破坏，呈残冠状，X线检查示该牙根分叉及根尖周较大阴影，邻近第二恒磨牙牙冠已形成，但牙根尚未形成，位于第一恒磨牙颈线以下，左下颌第三磨牙牙胚未见。最恰当的措施是

A. 拔除残冠 B. 待第二恒磨牙移位替代第一恒磨牙
C. 勉强修复 D. 拔除后做间隙保持器
E. 暂时性保守治疗，维持至第二恒磨牙萌出后再拔除该牙，做义齿修复
【答案】E
【解析】第一恒磨牙如过早拔除使对牙伸长，可引起咬合关系错乱；过晚拔除，第二恒磨牙将难以整体向前移动，只能造成牙冠向近中倾斜，同样造成咬合关系不良，因此拔牙时期最好选择在8～9岁，让未萌出的第二恒磨牙替代第一恒磨牙的位置，但应该严格掌握适应证。若第三磨牙缺失，不宜采用此法。故选E。

【破题思路】

第一恒磨牙严重破坏	邻近第二恒磨牙牙冠已形成，但牙根尚未形成，位于第一恒磨牙颈线以下，左下颌第三磨牙牙胚未见	暂时性保守治疗，维持至第二恒磨牙萌出后再拔除该牙，做义齿修复
	邻近第二恒磨牙牙冠已形成，但牙根尚未形成，位于第一恒磨牙颈线以下，左下颌第三磨牙牙胚可见	拔除第一恒磨牙，待第二恒磨牙移位替代第一恒磨牙

53. 患儿，7岁。右上中切牙冠折后半小时内到医院就诊。检查：穿髓孔较大，探疼明显，叩诊不适。应选的治疗方法是
A. 直接盖髓术   B. 活髓切断术   C. 根管治疗术
D. 根尖诱导成形术   E. 拔髓术
【答案】B
【解析】活髓切断术适用于牙外伤等牙髓未受到感染的牙齿，7岁的中切牙牙根尚未发育完全，需保存根髓使牙根继续发育，故选B。

【破题思路】年轻恒牙外伤穿髓孔大——活髓切断术。

54. 患儿，5岁。上颌牙床反复肿胀流脓就诊，检查：上颌乳中切牙残根，牙龈红肿有瘘管，挤压有脓液。其继承恒牙不可能出现
A. 唇面白斑   B. Turner式牙   C. 中切牙萌出位置异常
D. 萌出性血肿   E. 牙胚发育异常阻生
【答案】D
【解析】当乳牙根尖周炎影响恒牙的发育，可能会造成唇面白斑、Turner式牙、中切牙萌出位置异常、牙胚发育异常阻生，排除法选D。

【破题思路】继承恒牙萌出性血肿与乳牙病变无关。

55. 患儿，11岁。右下后牙自发疼2日。检查：畸形中央尖折断，叩（+），松Ⅱ度。X线片示根形成8期，无根尖病变，处理首选
A. 活髓切断   B. 根尖诱导成形术   C. 根管治疗
D. 拔髓术   E. 塑化治疗
【答案】B
【解析】患牙已经出现畸形中央尖折断露髓，探痛明显，叩痛明显，说明已经出现牙髓炎症，因此不能使用活髓切断，排除A。年轻恒牙不适用根管治疗和塑化治疗，故C、E不选。为促进牙根发育可用根尖诱导成形术，本题选B。

【破题思路】年轻恒牙严重牙髓炎——根尖诱导成形术——促进牙根发育。

56. 患儿，男，10岁。前牙冷刺激疼数天。检查见中切牙近中深龋洞，叩诊无异常，不松动，冷测一过性痛。处理：去腐干净极近髓，敏感。治疗方法是
A. 二次去腐   B. 氧化锌丁香油糊剂间接盖髓   C. 氢氧化钙间接盖髓
D. 直接盖髓   E. 活髓切断
【答案】B

【解析】去腐时极近髓，敏感，应用氧化锌丁香油糊剂间接盖髓安抚，故选B。

【破题思路】去腐敏感——氧化锌丁香油糊剂安抚。

57. 4岁儿童，因发现龋齿就诊。检查发现右下第二乳磨牙近中邻面深龋，去腐过程露髓，敏感。应考虑的处理方法为
A. 活髓切断 B. 根管治疗 C. 间接盖髓
D. 拍X线牙片 E. 银汞充填

【答案】B

【解析】此时乳牙根吸收未到1/3，属于乳牙根管治疗合适的时期，本题选B。

【破题思路】乳牙去腐露髓——根管治疗。

58. 患儿，男，8岁。左下后牙有洞，冷热刺激痛1年，近日疼痛加重4天，昨晚尤重，不能入眠。最可能的诊断
A. 深龋嵌塞食物 B. 急性牙髓炎 C. 慢性牙髓炎急性发作
D. 急性根尖周炎 E. 慢性根尖周炎急性发作

【答案】C

【解析】慢性牙髓炎急性发作：剧烈的自发性疼痛，阵发性发作，遇冷、热刺激及夜间疼痛加重，疼痛为放散性，不能明确指出患牙。患牙长期冷热痛、进食痛，偶有自发性钝痛等慢性牙髓炎病史。

【破题思路】急性牙髓炎——自发痛、夜间痛；慢性牙髓炎——长期冷热刺激痛。

59. 患儿，女，13岁。主诉左下后牙隐隐疼痛半年。检查：16咬合面深龋洞，探诊不敏感，去腐质无疼痛反应，叩痛(+)，冷测疼痛持续。此牙的治疗方法是
A. 直接盖髓术 B. 安抚治疗 C. 活髓切断术
D. 干髓术 E. 根管治疗

【答案】E

【解析】患者有自发痛病史，患牙深龋洞，探诊不敏感，叩痛(+)，冷测疼痛持续均提示主诉牙的诊断为慢性牙髓炎，叩痛(+)说明根髓已经有感染，无法进行活髓切断术。13岁牙根已发育完成，因此选择根管治疗，故选E。

【破题思路】13岁，16已发育完全，牙髓炎——根管治疗。

60. 患者，6岁，左下后牙有洞疼痛4天，就诊前一天晚上加重，不能入眠，最可能的诊断
A. 深龋嵌塞食物 B. 慢性牙髓炎 C. 慢性牙髓炎急性发作
D. 急性根尖周炎 E. 慢性根尖周炎急性发作

【答案】C

61. 男，7岁，左下6骀面深龋洞，探诊已穿髓，有疼痛反应，无叩痛，X线片示：根尖孔呈漏斗状，根周骨硬板清晰连续，治疗方法应首选
A. 牙齿拔除术 B. 牙髓切断术 C. 牙髓摘除术
D. 间接盖髓术 E. 直接盖髓术

【答案】B

【解析】7岁，患儿下颌第一恒磨牙为6岁时萌出的年轻恒牙，X线片见根尖孔呈漏斗状，牙根尚未完全形成，且根周骨硬板清晰连续，根尖周组织尚未波及。根据病例提供的深龋、探诊已穿髓、有疼痛反应、无叩痛情况，患牙的疾病为慢性牙髓炎。为尽量保存患牙根尖部的部分牙髓及牙乳头，治疗方法应首选活髓切断术，使根尖部能继续形成，故选B。

【破题思路】年轻恒牙因龋露髓——活髓切断术。

62. 女孩，10岁。右下后牙进食疼，冷热敏感。检查发现右下第一前磨牙远中龋，探腐质软，疼痛敏感，无叩痛，无松动。拟采取的治疗措施为
A. 局麻下开髓做牙髓治疗
B. 局麻下开髓做活髓切断术
C. 去净腐质，做间接盖髓术
D. 去净腐质，做直接盖髓术
E. 去大部分腐质，安抚治疗

【答案】E

【解析】根据临床表现诊断为因深龋引起的可复性牙髓炎。因为是可复性牙髓炎，是可逆的，年轻恒牙活力强，恢复性强，以保存活髓力主。应去除腐质，近髓有软龋去不净，应用氧化锌安抚治疗，观察，待症状缓解再行永久充填。故选E。

【破题思路】深龋敏感——安抚治疗。

63. 女孩，14岁。右下后牙1天来夜间痛。查见右下第一前磨牙咬合面畸形中央尖折断痕迹，冷测引起剧痛，叩（−）。诊断为
A. 急性龋
B. 复发性牙髓炎
C. 急性牙髓炎
D. 慢性牙髓炎
E. 急性根尖周炎

【答案】C

【解析】由于畸形中央尖折断而至牙髓暴露引发牙髓感染，结合临床症状，有自发痛、夜间痛、激发痛的急性牙髓炎症状。复发性牙髓炎有牙髓治疗史。慢性牙髓炎无夜间痛。急根尖周炎有叩痛。故本题选C。

【破题思路】急性牙髓炎——自发痛、夜间痛、激发痛。

64. 患儿，10岁，半个月以来右下后牙自发痛，持续痛，不能咬物2日。检查：右下5萌2/3，无龋，叩痛（++），松Ⅱ度，牙龈红肿。X线示髓角尖细，根发育畸形。病因可能是
A. 磨耗
B. 隐裂
C. 创伤
D. 畸形中央尖折断
E. 逆行性感染

【答案】D

【解析】根据题意："右下5""髓角尖细"，再结合症状，基本可以初步判断为畸形中央尖折断后引起了根尖周炎，故选D。

【破题思路】下颌第二前磨牙出现急性根尖周炎，伴髓角尖细——畸形中央尖折断引起。

65. 患者，男，9岁，两颗上颌中切牙受硬物撞击，牙齿酸痛，上、下牙咬合时有不适感，牙齿未见脱位但釉质表面有裂纹。临床及X线检查，牙根组织未见明显折断，牙周间隙稍宽，最恰当的诊断是
A. 牙齿挫入
B. 牙釉质折断
C. 牙周组织损伤
D. 牙髓出血
E. 牙齿震荡

【答案】E

【解析】本题关键在于影像学检查，提到牙根组织未见明显折断，牙周间隙稍增宽，则可以排除A、B、D，表现中提到"牙齿酸痛，上、下牙咬合时有不适感，牙齿未见脱位但釉质表面有裂纹"则排除A、B、C、D。故选E。

【破题思路】牙齿外伤排除折断移位，且牙周间隙稍增宽——牙齿震荡。

66. 女，14岁。偶然发现右下后牙颊侧牙龈有小脓疱前来就诊。检查：右下第二前磨牙畸形中央尖折断。Ⅰ度松动，颊侧牙龈有瘘管口，X线片显示根长为9mm。根尖呈燕尾状敞开，根尖线透射区4mm×5mm，边界模糊不清，该主诉牙的治疗选用
A. 根尖诱导形成术
B. 塑化治疗
C. 干髓治疗
D. 根管治疗
E. 拔除

【答案】A

【解析】年轻恒牙的慢性根尖周炎，因为年轻恒牙的牙根尚未发育完全，但发生严重牙髓病变，如牙髓坏死，盖髓术不可用时，根尖诱导形成术可以促进年轻恒牙的牙根继续发育和根尖形成。

【破题思路】年轻恒牙慢性根尖周炎治疗——根尖诱导形成术。

67. 患儿，8岁。右上中切牙远中深龋洞，叩诊无异常，牙龈正常，不松动。处理：去腐干净，洞深，近髓。哪种治疗方法较好
   A. 氧化锌丁香油糊剂　　　B. 间接盖髓二次去腐　　　C. 活髓切断
   D. 根尖诱导成形术　　　　E. 间接盖髓

【答案】E
【解析】在去腐时可适当保留一部分矿化的牙本质，间接盖髓，用于保留牙髓，故选E。

【破题思路】年轻恒牙深龋近髓——间接盖髓。

68. 患儿，男，6岁。因左下后牙食物嵌塞2年多就诊。查左下第二前磨牙龋深达髓腔，牙髓无活力，叩诊略异样感，X线片见根尖周透射区边界不清楚，形状不规则。该主诉牙应明确诊断为
   A. 慢性根尖周肉芽肿　　　B. 慢性根尖周脓肿　　　　C. 根尖周囊肿
   D. 慢性根尖周炎　　　　　E. 有瘘型根尖周脓肿

【答案】B
【解析】根据题中"根尖周透射区边界不清楚，形状不规则"的影像学检查可知慢性根尖周脓肿为最佳诊断，故选B。

【破题思路】

病变	形态	范围	边界	周围骨质
根尖周肉芽肿	圆形	较小，直径小于1cm	清楚	正常或稍显致密
慢性根尖周脓肿	不规则	大小不一，较弥散	不清楚	较疏松呈云雾状
根尖周囊肿	圆形或椭圆形	大小不一，可由豌豆大到鸡蛋大	清晰	有一圈致密骨白线围绕

（69～70题共用题干）
患者，女，14岁。诉右下颌后牙进食时疼痛月余，无明显自发痛。口腔检查：右下第一恒磨牙𬌗面深龋洞近髓腔，探诊酸痛，未探及穿髓孔，温度刺激酸痛明显，刺激去除后疼痛很快消失。

69. 初步诊断牙髓状态为
   A. 可复性牙髓炎　　　　　B. 急性浆液性牙髓炎　　　C. 急性化脓性牙髓炎
   D. 慢性闭锁性牙髓炎　　　E. 牙髓钙化

【答案】A

70. 最佳的治疗方法是
   A. 牙髓切断术　　　　　　B. 干髓术　　　　　　　　C. 间接盖髓术
   D. 直接盖髓术　　　　　　E. 单层垫底后充填

【答案】C
【解析】患牙无自发痛，排除急性牙髓炎，排除B、C；刺激后疼痛立即消失，排除D；温度测验有反应，排除E；故选69题A。最佳的治疗方法是安抚治疗或间接盖髓，故选70题C。

【破题思路】

可复性牙髓炎	症状：一过性敏感	治疗：间接盖髓术

（71～72题共用题干）
8岁患者，跌倒致右上中切牙牙冠斜折，即刻来院就诊。口腔检查见穿髓孔大，叩诊（+）。

71. 首选治疗为
   A. 活髓切断术　　　　　　B. 根尖诱导成形术　　　　C. 干髓术

D. 直接盖髓术　　　　　　　　E. 根管治疗术

【答案】A

72. 进行这种治疗成功的关键是

A. 盖髓剂的选择　　　　　　B. 无菌操作　　　　　　　　C. 正确开髓
D. 去除稍多些的健康冠髓　　　E. 正确选择暂封剂

【答案】B

【解析】8岁患者牙根未发育完全，尽量保留根髓，使其牙根发育完全，故71题选A。

【破题思路】

| 年轻恒牙冠斜折露髓 | 就诊及时，治疗：活髓切断术 | 活髓切断术关键：无菌操作 |

(73～74题共用题干)

男，13岁。右下后牙阵发性疼痛3天，咀嚼痛。检查发现右下五畸形中央尖折断露髓，探痛及叩痛均明显。

73. 对该患牙首选的治疗方法是

A. 直接盖髓　　　　　　　　B. 间接盖髓　　　　　　　　C. 根管治疗
D. 安抚治疗　　　　　　　　E. 根尖诱导成形术

【答案】E

74. 若该牙刚萌出即发现尖而长的畸形中央尖，应作的处理是

A. 不作处理　　　　　　　　B. 采用牙髓摘除术　　　　　　C. 将此尖一次磨除做盖髓治疗
D. 采用根尖诱导成形术　　　E. 将此尖一次磨除，备洞做永久充填

【答案】C

【解析】患牙已经出现畸形中央尖折断露髓，探痛明显，叩痛明显，说明已经出现牙髓炎症，因此不能使用直接盖髓或间接盖髓，排除A、B。牙髓炎不能用安抚治疗，故D不选。年轻恒牙此时根尖未发育完善，故C不选。73题选E。尖而长的中央尖容易折断或被磨损而露髓。牙刚萌出时若发现这种牙尖，可在麻醉和严格的消毒下，将此尖一次磨除，然后制备洞形，按常规进行盖髓治疗，故74题选C。

【破题思路】

畸形中央尖	折断出现急性牙髓炎治疗：根尖诱导成形术
	对刚萌出的牙齿上细而尖的中央尖加固防折
	可一次性磨除此尖，制备洞形，按常规进行盖髓治疗
	多次少量调磨此尖

(75～77题共用题干)

患儿，10岁。上前牙龈时常流脓1月余。查11远中舌面深龋，探无反应，无穿髓孔，松动Ⅰ度，叩痛（+），冷热测无反应，唇侧牙龈近根尖处有一窦道口。

75. 为确定诊断，临床需做的检查是

A. 电活力测试　　　　　　　B. 穿刺　　　　　　　　　　C. 局部麻醉
D. X线片　　　　　　　　　　E. 涂片

【答案】D

76. 临床拟诊断为

A. 急性牙髓炎　　　　　　　B. 慢性牙髓炎　　　　　　　　C. 急性根尖周炎
D. 慢性根尖周炎　　　　　　E. 牙周脓肿

【答案】D

77. 临床治疗应选择

A. 干髓术　　　　　　　　　B. 活髓切断术　　　　　　　　C. 根管治疗术
D. 拔除　　　　　　　　　　E. 塑化治疗

【答案】C

【解析】根管治疗前需要拍摄 X 线片，故 75 题选 D。瘘脓，说明炎症建立了引流通道，炎症处于慢性期，故 76 题选 D。慢性根尖周炎采用根管治疗，故 77 题选 C。

【破题思路】瘘道口——慢性根尖周炎——X 线检查；慢性根尖周炎治疗：根管治疗术。

(78～79 题共用题干)

男孩，11 岁。左下后牙疼 4 天，夜间加重 1 天，无龋洞。

78. 最可能的诊断是

A. 急性牙髓炎　　　　　　B. 急性根尖周炎　　　　　　C. 慢性牙髓炎急性发作

D. 慢性根尖周炎　　　　　E. 慢性增生性牙髓炎

【答案】A

79. 最可能的病因是

A. 龋齿　　　　　　　　　B. 牙隐裂　　　　　　　　　C. 楔状缺损

D. 畸形中央尖折断　　　　E. 逆行性牙髓炎

【答案】D

【解析】急性牙髓炎表现为阵发性的自发痛，温度刺激引起或加重疼痛，不能定位，有放射痛，疼痛常夜间发作或加重为其重要特点，符合题干信息，故 78 题选 A。急性根尖周炎表现为自发持续性疼痛，咬合痛重，浮出和伸长感加重，疼痛局限，不放射，能明确指出患牙部位。慢性牙髓炎急性发作表现为有较长期的遇冷、热刺激痛史，有轻微的或定时的自发性钝痛，温度测试异常，去除刺激后疼痛持续较长时间，突然疼痛夜间加重，持续痛。慢性根尖周炎表现为一般无疼痛症状，咀嚼乏力或不适，有瘘型者有牙龈肿包反复发作。慢性增生性牙髓炎，多发生于青少年，无自发性痛，大而深的龋洞中有深红色的肉芽组织充满龋洞，探诊不痛但易出血。患儿无龋洞，排除 A。牙隐裂，应遇冷热甜酸有刺激酸痛，但去除刺激立即停止疼痛，不应有急性牙髓症状。11 岁不会有楔状缺损。逆行性牙髓炎，应先由根尖部的不适后出现牙髓症状。受咬合创伤可引起畸形中央尖折断，可使得髓角或牙本质暴露，引起牙髓感染、坏死。故 79 题选 D。

【破题思路】夜间痛——急性牙髓炎——青少年多由畸形中央尖折断引起。

(80～81 题共用题干)

男，8 岁。右下后牙冷热敏感 1 周，近 2 日，吃米饭时食物嵌入后疼痛。检查：右下 6 咬合面深龋洞，腐质黄软，探诊敏感。冰棒置于颊侧测试无疼痛。去除大部分腐质，极近髓。

80. 探洞底敏感，仍有少量龋坏牙本质。进一步治疗应选

A. 去净腐质，若露髓直接盖髓术　　　　　　B. 局部麻醉下去净腐质，若露髓冠髓切断术

C. 继续去腐，若露髓根尖诱导成形术　　　　D. 保留龋坏牙本质，氧化锌丁香油糊剂安抚

E. 保留龋坏牙本质，$Ca(OH)_2$ 盖髓垫底充填

【答案】E

81. 初诊治疗后，再次复诊时间是

A. 2 周　　　　　　　　　B. 4 周　　　　　　　　　　C. 8 周

D. 12 周　　　　　　　　　E. 24 周

【答案】D

【解析】年轻恒牙深龋去净腐质可能露髓时，可以保留部分软化脱矿牙本质间接盖髓，保存活髓。故 80 题选 E。10～12 周后再复诊进行第二次去腐治疗，也称间接牙髓治疗术或二次去腐治疗术，故 81 题选 D。

【破题思路】年轻恒牙急性龋近髓——二次去腐法，复查时间：10～12 周。

(82～83 题共用题干)

患者，女，12 岁，右上第二乳磨牙龋洞已露髓。

82. 若要确定治疗方案，很有必要做什么检查

A. 叩诊　　　　　　　　　B. 松动度检查　　　　　　　C. 探诊

D. 咬合检查　　　　　　　E. X 线检查

【答案】E

83. 若X线检查根吸收1/2，有继承恒牙，首选治疗
   A. 盖髓术
   B. 拔除
   C. 根尖诱导成形术
   D. 根管治疗术
   E. 暂不处理

【答案】B

【解析】X线检查对判断牙根发育中患牙的牙髓状态十分关键。若牙根已大部分吸收则可拔除患牙；若继承恒牙萌出仍有一段距离则行根管治疗。故82选E。右上第二前磨牙约11~13岁萌出，患牙牙根吸收1/2，有继承恒牙，可直接拔除。故83选B。

【破题思路】乳牙牙根吸收1/2时，拔除。

(84~85题共用题干)

患儿，女，8岁，左上第二乳磨牙深龋洞，探诊敏感，去龋后未露髓。

84. 首选治疗方案
   A. 盖髓术
   B. 根管治疗术
   C. 再矿化术
   D. 根尖诱导成形术
   E. 拔除术

【答案】A

85. 若窝洞去龋时发现近髓腔处有一个透红点，探痛，首选治疗方案
   A. 盖髓术
   B. 根管治疗术
   C. 再矿化术
   D. 根尖诱导成形术
   E. 拔除术

【答案】B

【解析】患者8岁，右上第二前磨牙约11~13岁萌出，现在拔除过早，排除E。去龋后未露髓说明没有不可逆性牙髓炎症，可保留牙髓，排除B、D。再矿化治疗适用于光滑面早期龋、白垩斑或褐斑或是预防龋病，不适用于深龋，排除C。深龋可用氢氧化钙间接盖髓后垫底充填。故84题选A。近髓腔处有一个透红点，探痛说明有龋源性露髓，排除A。再矿化治疗适用于光滑面早期龋、白垩斑或褐斑或是预防龋病，不适用于深龋，排除C。左上第二乳磨牙出生后24个月萌出，出生后3年牙根发育完成，无须根尖诱导，排除D。患者8岁，右上第二前磨牙约11~13岁萌出，现在拔除过早，排除E。冠部牙髓已有炎症，恒牙萌出还有一段时间，需行根管治疗，通过清创、机械和化学的预备，彻底清除感染的牙髓牙本质，行严密的充填根管，隔离对根尖周组织的不良刺激，从而达到防止根尖周组织再次感染、促进根尖周组织愈合的目的。故85题选B。

【破题思路】

深龋去腐后未露髓	间接盖髓术
乳牙因龋露髓	根管治疗术

(86~87题共用题干)

患者，男，14岁。上颌牙龈时常流脓多日。查11深龋，探无穿髓孔，松动Ⅱ度，叩（±），温测无反应，患牙唇侧根尖处有一瘘管。

86. 为明确诊断，需做的检查是
   A. 电活力测试
   B. 涂片检查
   C. 瘘管检查
   D. X线片
   E. 穿刺

【答案】D

87. 临床治疗宜采用
   A. 活髓切断
   B. 塑化治疗
   C. 开放引流
   D. 根管治疗
   E. 干髓术

【答案】D

【解析】此患者牙龈长期流脓，查深龋，探无露髓孔，松动Ⅱ度，叩（±），温测无反应，唇侧根尖处有一瘘管。可怀疑此患者有根尖周病变，为确诊需要进行X线片检查，若发现根尖周低密度影则可确诊。所以D正确。电活力测牙髓活性，对根尖周炎无诊断意义，排除A。同理可排除B、C、E。急性期应打开髓腔、拔除根髓，保证根管通畅，使炎症物从根管得到引流，开髓后在根管口可放置松软的棉捻以利引流。此患者为慢性根尖周炎，所以C不选；根管治疗是在急性期缓解后，彻底清除根管内感染物，严密充填作永久性治疗，此患

者适合，所以 D 正确。活髓切断适合年轻恒牙，而且感染未波及根髓，但不适合此患者所以 A 不正确；塑化治疗和干髓术治疗效果不如根管治疗，所以 B、E 不选。

【破题思路】

| 慢性根尖周脓肿 | 表现：流脓、瘘管 | 检查：X 线片 | 治疗：根管治疗 |

(88～89题共用题干)

患者，男，14 岁。上颌牙龈溢脓月余。隐匿型龋，无探痛，叩痛（±），温度测无反应，唇侧牙龈根尖处见一瘘管，挤压少量溢脓，松动（-）。

88. 临床诊断应为
A. 根尖周炎　　　　　　　B. 牙髓坏死　　　　　　　C. 牙周炎
D. 残髓炎　　　　　　　　E. 龋齿
【答案】A

89. 临床治疗宜采用
A. 活髓切断术　　　　　　B. 姑息治疗　　　　　　　C. 根管治疗
D. 干髓术　　　　　　　　E. 塑化术
【答案】C

【解析】慢性根尖周脓肿的临床特点：多无自觉症状，在患牙的根尖区黏膜处可有瘘管，瘘管口处常有肉芽组织增生，可有脓液自瘘管排出，因有瘘管引流，不易转为急性炎症；牙体变色，叩诊有不适感，牙髓活力试验无反应。该患者症状与此相符，诊断为慢性根尖周炎。慢性根尖周炎在急性期缓解后，应行根管治疗，通过清创、机械和化学的预备，彻底清除感染的牙髓牙本质，行严密的充填根管，隔离对根尖周组织的不良刺激，从而达到防止根尖周组织再次感染、促进根尖周组织愈合的目的。

(90～91题共用题干)

女，13 岁。3 天来右下后牙肿痛就诊。检查：46 龋深，腐质黄软，探及髓腔，无疼痛，Ⅲ度松动，叩诊（+++），牙龈红肿，扪痛，有波动感，右侧面颊部轻度水肿，体温 38℃。

90. 诊断是
A. 慢性根尖周脓肿　　　　B. 急性牙槽脓肿　　　　　C. 急性蜂窝织炎
D. 急性化脓性牙髓炎　　　E. 急性颌骨骨髓炎
【答案】B

91. 初诊的处理
A. 开髓引流切开引流，消炎止痛　　B. 开髓开放切开引流　　　C. 拔牙，消炎止痛
D. 开髓开放，消炎止痛　　　　　　E. 切开引流，消炎止痛
【答案】A

【解析】患者患牙疼痛 3 天，因此为急性炎症，排除 A。患牙牙髓无活力，叩诊（+++），提示为牙髓炎引起根尖周病变，牙龈有波动感，提示有脓肿，急性蜂窝织炎局部表现红肿热痛和功能障碍，张口受限、呼吸困难，淋巴结肿大和疼痛，严重时脓肿部位皮肤破溃，未治疗会形成长期排脓的窦口，典型全身症状有寒战、体温升高等，排除 C。患牙已穿髓、无疼痛，排除 D。急性颌骨骨髓炎发病急剧，全身症状明显，局部先感，病源牙疼痛，迅速延及邻牙，导致整个患侧疼痛并放散至颞部。面部相应部位肿胀，牙龈及前庭沟红肿，患区多个牙齿松动，排除 E。临床症状提示急性脓肿指征，有波动感，应切开引流，同时配合抗感染治疗。

【破题思路】

| 急性牙槽脓肿 | 表现：叩诊（+++），松动Ⅲ度，根尖部牙龈红肿，扪痛或有波动感 | 治疗：根管治疗； 应急处理：开髓引流及脓肿切开引流 |

(92～93题共用题干)

男，7 岁。左下后牙自发痛 3 天。检查：左下乳Ⅳ大面积龋坏，探及髓腔，无感觉。叩诊感不适，Ⅰ度松动，颊侧有瘘管。X 线示根分歧大量低密度影，恒牙胚牙囊骨硬板消失。左下乳 5 缺失，左下 6 萌出 2/3，窝沟深，曾做过窝沟封闭。

92. 左下乳Ⅳ的处理方法
A. 观察，口服消炎药　　　　　　B. 根管治疗　　　　　　　　　　C. 氧化锌丁香油糊剂暂封
D. 玻璃离子水门汀充填　　　　　E. 拔除
【答案】E

93. 初步处理后，间隙管理方法是
A. 观察间隙　　　　　　　　　　B. 功能保持器　　　　　　　　　C. 丝圈保持器
D. 下颌舌弓保持器　　　　　　　E. 关闭间隙
【答案】B

【破题思路】

乳牙牙根低密度影，继承恒牙胚牙囊骨硬板消失	拔除乳牙
2颗以上的乳牙缺失，或伴有前牙缺失	功能保持器

(94～97题共用题干)

男，8岁。右上前牙肿疱3天就诊。患儿近半年来右侧经常冷热刺激痛，吃饭痛，偶有自发痛，不用右侧吃饭，1周前右上前牙疼痛加重，3天前牙床肿痛。检查12舌隆突处有内陷窝，腐质较软，探窄深。叩诊(+)，松动Ⅰ度。牙龈充血，根尖区牙龈有一小脓疱，刺破有脓液溢出。X线显右上2根周膜不连续，根尖区边缘弥散低密度影，根尖孔大喇叭口。46龋洞深，探诊无反应，不松动，叩痛(-)。5E^{OD}大面积龋杯，髓腔暴露，叩诊(+)，松动Ⅰ度。牙颈部有瘘管，牙龈充血。X线显示根分歧及近中根处有低密度影，根周骨硬板消失。15牙根形成1/3，牙囊不连续，上方骨板破坏。

94. 12感染来源是
A. 龋病致牙髓感染　　　　　　　B. 牙周感染　　　　　　　　　　C. 咬合创伤
D. 隐裂　　　　　　　　　　　　E. 畸形舌窝感染
【答案】E

95. 12的治疗方法是
A. 瘘管搔刮术　　　　　　　　　B. 冠髓切断术　　　　　　　　　C. 根尖诱导成形术
D. 根管治疗　　　　　　　　　　E. 塑化治疗
【答案】C

96. 5E进行诊断的重要依据是
A. 疼痛史　　　　　　　　　　　B. 髓腔暴露　　　　　　　　　　C. 牙龈瘘管
D. X线表现　　　　　　　　　　E. 叩诊松动度
【答案】D

97. 5E的治疗措施是
A. 口服消炎药，观察至替换　　　B. 氢氧化钙根管治疗　　　　　　C. 氧化锌丁香油糊剂根管充填
D. 拔除，观察恒牙萌出　　　　　E. 拔除，间隙保持
【答案】E

【解析】临床症状表明为慢性根尖周炎。舌隆突处有内陷窝，腐质较软，探窄深，提示为畸形舌窝。A不确切，B不正确，C病例中无此信息，D成人多见。由于牙根未发育完全应该尽量保护牙乳头和上皮根鞘活性，因此只能采取C选项中的方法消除炎症封闭根尖孔。本题牙髓已经坏死，因此不是B的适应证。牙根发育完全后的成人恒牙才选择D和A只是辅助治疗。E不适用于年轻恒牙。乳牙根尖周病主要依据X线表现，C和E有辅助作用。X线表现继承恒牙牙囊已经破坏，因此应该拔除，不应再做根管治疗。由于距离恒牙萌出还有一段时间，因此应进行间隙保持。

【破题思路】

舌隆突处有内陷窝	畸形舌侧窝
年轻恒牙根尖周炎	根尖诱导成形术
慢性根尖周炎	X线检查确诊
乳牙牙根低密度影，继承恒牙胚牙囊骨硬板消失	拔除乳牙

(98～100题共用题干)

女，6岁。右下后牙吃饭时疼痛1周。检查：左下乳4龋洞较深，腐质软，黄褐色，不松动，叩痛（±）。牙颈部有一脓肿，周围充血。同边缘嵴完整，远中面墨浸状，卡探针。无叩痛，不松动，牙龈未见异常。左下乳4牙面充填体，边缘不密合。右下乳5X线片显示冠部低密度影累及近中髓角，根分歧及近中根内侧存在低密度影像，根周骨硬板不连续。右下乳5远中冠部低密度影接近髓腔，根周骨硬板连续清晰。

98. 左下乳4腐质去净达牙本质深层，下一步治疗选择
A. 光敏复合树脂充填　　　　B. 玻璃离子水门汀充填　　　　C. 氢氧化钙间接盖髓
D. 磷酸锌水门汀垫底　　　　E. 氧化锌丁香油粘固粉暂封
【答案】C

99. 左下乳5的诊断是
A. 深龋　　　　　　　　　　B. 可复性牙髓炎　　　　　　　C. 慢性牙髓炎
D. 慢性根尖周炎　　　　　　E. 牙周炎
【答案】D

100. 如果X线显示根分歧有广泛性低密度影，右下6牙根刚开始发育，牙囊不完整，上方骨板破坏。最适当的治疗措施是
A. 口服消炎药　　　　　　　B. 根管治疗　　　　　　　　　C. 干髓术
D. 拔除　　　　　　　　　　E. 牙根刮治术
【答案】D

【解析】腐质去净达牙本质深层可诊断为深龋，治疗原则是护髓后充填，临床应用氢氧化钙制剂间接盖髓起到保护牙髓的作用。X线片根分歧及近中根内侧存在低密度影像，根周骨硬板不连续，提示D。乳牙根尖周病变首先出现在根分歧处，排除E。如果病变侵及恒牙胚应该拔除乳牙。

【破题思路】

深龋	氢氧化钙间接盖髓
慢性根尖周炎	X线：根尖低密度影
乳牙牙根低密度影，继承恒牙胚牙囊骨硬板消失	拔除乳牙

(101～102题共用题干)

患者，男，8岁。右下后牙冷热食刺激痛3日就诊。检查：右下第一恒磨牙𬌗面龋洞，深达牙本质中层，腐质黄软，无叩痛，温度测同对照牙。牙龈无异常。

101. 此牙的诊断为
A. 浅龋　　　　　　　　　　　B. 深龋
C. 继发龋　　　　　　　　　　D. 可复性牙髓炎
E. 慢性牙髓炎急性发作
【答案】B

102. 此牙的治疗原则是
A. 第一恒磨牙不一定保留　　　B. 腐质一定要去净，露髓后摘除牙髓
C. 可以不必恢复咬合高度　　　D. 尽量保护活髓，使牙齿继续发育
E. 摘除牙髓
【答案】D

【解析】浅龋位于牙釉质层，褐色质硬，无自觉症状及温度刺激痛，A不对。深龋，龋坏发展至牙本质深层，软化牙本质不易去净，食物或温度置于洞中有刺激痛，牙髓反应正常。继发龋，有充填病史，充填物周围有龋坏，C不对。可复性牙髓炎，有温度刺激痛，且刺激去除后疼痛持续数秒，D不对。慢性牙髓炎急性发作，有较长的温度刺激痛史，后出现自发痛，夜间痛，放射痛，疼痛不能定位等自觉症状，E不对。在年轻恒牙的牙髓病治疗中，保存活牙髓应是有益于年轻恒牙的首选治疗。治疗原则是尽力保存生活的牙髓组织，如不能保存全部活髓，也应保存根部活髓，根髓也不能保留则保留牙乳头，以利于年轻恒牙的根尖发育，A、E均不对，D对。年轻恒牙生命力强，腐质一次去不净可间接盖髓，尽量保留牙髓活力，B不对。充填修复应恢复牙齿的解剖外形和咀嚼功能，故必须恢复咬合高度，C不对。

【破题思路】		
深龋	龋坏达牙本质中层，刺激入洞产生疼痛，温度测同对照牙	年轻恒牙龋病治疗原则：保髓治疗

(103～106题共用题干)

患儿，女，3岁。幼儿园检查牙齿有洞。患儿有时塞牙。检查：5D.5E龋洞较深，邻间隙内有食物残渣，叩痛（－），不松动，牙龈未见异常。X线显示龋损接近牙髓，牙根未见异常。

103. 腐质未去尽牙髓暴露，出血暗红，探疼痛。诊断是
  A. 中龋　　　　　　　　　B. 深龋　　　　　　　　　C. 牙髓充血
  D. 慢性牙髓炎　　　　　　E. 慢性根尖周炎
【答案】D

104. 治疗措施是
  A. 备洞护髓充填　　　　　B. 直接盖髓玻璃离子充填　　C. 冠髓切断术
  D. 局部麻醉下牙髓摘除术　E. 封入三氧化二砷失活
【答案】D

105. 去尽腐质达牙本质深层，未探及穿髓孔。诊断是
  A. 中龋　　　　　　　　　B. 深龋　　　　　　　　　C. 急性牙髓炎
  D. 慢性牙髓炎　　　　　　E. 慢性根尖周炎
【答案】B

106. 如果去尽腐质达牙本质深层，但是有一透红点，探针尖轻轻探入，不出血。较好的治疗措施是
  A. 直接盖髓术　　　　　　B. 氧化锌丁香油粘固粉安抚　C. 冠髓切断术
  D. 根管治疗术　　　　　　E. 变异干尸术
【答案】C

【解析】"未去尽牙髓暴露，出血暗红，探疼痛"表明牙髓有活力但是有慢性炎症。治疗为牙髓摘除术。"去尽腐质达牙本质深层，未探及牙髓孔"诊断为深龋。当极近髓时为防止致病菌通过牙本质小管感染牙髓可行活髓切断术。

【破题思路】		
牙髓暴露，出血暗红	慢性牙髓炎	治疗：牙髓摘除术
尽腐质达牙本质深层	深龋	
腐质去尽意外穿髓		活髓切断

(107～109题共用题干)

患儿男，7岁。乳牙DMFT为11，乳牙充填体完好。两上颌第一恒磨牙萌出1/3，左下第一恒磨牙窝沟龋。

107. 去腐净，近中窝沟内龋洞洞底位于釉质牙本质界附近。治疗方法是
  A. 备Ⅰ类洞银汞充填　　　　B. 垫底后充填，其余窝沟封闭　C. 备Ⅰ类洞垫底后光敏树脂充填
  D. 氧化锌丁香油糊剂安抚　　E. 直接流动树脂充填
【答案】B

108. 假如左下第一恒磨牙隐匿性龋去腐露髓，治疗首选
  A. 牙髓摘除术　　　　　　　B. 根尖诱导成形术　　　　　C. 直接盖髓术
  D. 氧化锌丁香油糊剂充填　　E. 活髓切断术
【答案】E

109. 假如腐质去净极近髓选用何种药物盖髓较好
  A. 聚羧酸锌水门汀　　　　　B. 氢氧化钙　　　　　　　　C. 磷酸锌水门汀
  D. 氧化锌丁香油粘固粉　　　E. 玻璃离子水门汀
【答案】B

【解析】本题考查年轻恒牙龋齿治疗特点。患儿属于龋齿高发儿童，因此一定要预防恒牙龋齿。由于年轻恒牙窝沟复杂，可以进行预防性树脂充填，局限的窝洞充填后其余窝沟封闭。年轻恒牙深龋一定要进行护髓以防牙髓感染，如果露髓应尽量保留较多的活髓以利于牙齿发育。

【破题思路】

窝沟龋	Ⅰ类，垫底树脂充填
年轻恒牙因龋露髓	活髓切断术
盖髓材料	氢氧化钙

(110～111题共用题干)

患儿，8岁。11自发痛，冷热刺激加重。深龋，探痛，叩（－），未见穿髓孔，温度测敏感，不松动，牙龈未见异常。

110. 临床拟诊断为
A. 深龋　　　　　　　　　B. 牙髓炎　　　　　　　　C. 牙髓坏死
D. 牙髓变性　　　　　　　E. 急性根尖周炎
【答案】B

111. 治疗方法宜选择
A. 安抚　　　　　　　　　B. 根管充填　　　　　　　C. 开放引流
D. 活髓切断术　　　　　　E. 根尖诱导成形术
【答案】E

【解析】患牙出现自发痛，深龋没有自发痛，排除A；温度测试敏感，说明牙髓尚有活力，牙髓坏死后温度测试无反应，排除C；牙髓变性X线片可见牙根吸收，题干未提及牙体吸收情况，排除D；急性根尖周炎叩诊（+），但此患牙叩诊（－），不松动，牙龈未见异常，排除E。患者8岁，患牙属于年轻恒牙，而年轻恒牙发生牙髓炎应基于根尖未发育完成，行根尖诱导成形术消除感染，诱导牙根继续发育。本题患者的患牙已经是牙髓炎，安抚治疗不能治愈病情，A是错误的。年轻恒牙在牙根尖尚未发育完成情况下，不能进行根管充填，B是不合适的。患牙没有根尖周病，无须开放引流，C是错误的，活髓切断术适用于病变牙髓在冠部，D是错误的。

【破题思路】

急性牙髓炎	自发痛、夜间痛、冷热激发痛
年轻恒牙急性牙髓炎	治疗：根尖诱导成形术

(112～115题共用题干)

男，7岁。右下后牙疼痛1周，脸肿3天。检查，Ⅳ大面积龋坏，Ⅲ度松动，叩诊（+++），龈颊沟变浅，扪及波动感，扪痛（+），Ⅴ近中𬌗面深龋洞，叩诊（－），温度测试同对照牙。X线显示：Ⅳ根分歧大面积低密度影，远中根吸收2/3，恒牙胚牙囊不连续，上方骨板模糊不清。Ⅴ龋近髓，骨硬板连续。

112. 右下Ⅳ初诊治疗方法是
A. 拔除引液　　　　　　　B. 开髓开放，口服消炎药　　C. 根管开放，口服消炎药
D. 根管开放，脓肿切开　　E. 脓肿切开
【答案】A

113. 经过初诊治疗后，右下Ⅳ还应该选择
A. 制作间隙保持器　　　　B. 完善根管治疗　　　　　　C. 拔除，制作间隙保持器
D. 观察间隙　　　　　　　E. 氢氧化钙充填根管，暂时行使功能
【答案】A

114. 右下Ⅳ诊断是
A. 中龋　　　　　　　　　B. 深龋　　　　　　　　　　C. 可复性牙髓炎
D. 牙髓充血　　　　　　　E. 慢性根尖周炎
【答案】E

115. 若恒5刚萌出即发现尖而长的畸形中央尖，应作的处理是
A. 不作处理　　　　　　　　　　　　B. 采用牙髓摘除术
C. 将此尖一次磨除作盖髓治疗　　　　D. 采用根尖诱导成形术
E. 将此尖一次磨除，备洞作永久充填

【答案】C

【解析】根据题干可诊断为慢性根尖周炎。根尖周炎的乳牙，根尖及根分叉区骨质破坏范围广，尤其是骨质破坏、炎症已涉及继承恒牙牙胚，乳牙松动明显；远中根吸收2/3，不能做根管治疗，该乳牙应该拔除。儿童乳牙早失后，为了防止邻牙向丧失部位倾斜和对颌牙伸长，应设计间隙保持器来保持早失牙齿的近远中和垂直的间隙，保证继承恒牙正常萌出。X线显示：Ⅳ根分歧大面积低密度影，远中根吸收2/3，此作为诊断慢性根尖周炎的重要依据。尖而长的中央尖容易折断或被磨损而露髓。牙刚萌出时若发现这种牙尖，可在麻醉和严格的消毒下，将此尖一次磨除，然后制备洞形，按常规进行盖髓治疗。

【破题思路】	
急性根尖周炎	叩诊（+++），松动Ⅲ°，根尖部牙龈红肿，扪痛或有波动感
乳牙根尖大面积低密度影，继承恒牙胚牙囊不连续	乳牙拔除

（116～117题共用题干）

男孩，2岁半。因上前牙肿痛就诊，检查：A|A 大面积龋坏，唇侧牙龈红肿，D|D 咬合面深龋洞，牙龈正常，牙面软垢较多。X线片示：A|A 牙冠低密度影像与髓腔相连，根尖周低密度影像，其下方恒牙胚周围骨白线清晰完整，牙根尚未发育完成，根尖孔未闭合，根尖周骨硬板清晰连续。

116. 对 A|A 应采取的治疗方法是
A. 牙髓切断术　　　　　　B. 根尖诱导成形术　　　　　　C. 间接盖髓术
D. 根管治疗术　　　　　　E. 拔除后间隙保持
【答案】D

117. D|D 去净腐质后，均有露髓点，直径大于1mm，应采取的治疗方法是
A. 间接盖髓术　　　　　　B. 牙髓切断术　　　　　　C. 直接盖髓术
D. 根尖诱导成形术　　　　E. 根管治疗术
【答案】B

【解析】根尖周低密度影像，唇侧牙龈红肿，大面积龋坏，诊断为根尖周病变，不能采用A、C。根尖诱导成形术一般用于根尖未发育完成的年轻恒牙，排除B。由于患儿2岁半病变未累及恒牙胚且至换牙还有数年时间，应根管治疗后保留。有露髓点，不能采用间接盖髓术。露髓直径大于1mm，不能直接盖髓。咬合面深龋洞，牙龈正常，应保持根部活髓的治疗方法，即牙髓切断术。

【破题思路】根尖周低密度影像——慢性根尖周炎——根管治疗；因龋露髓——牙髓切断术。

（118～119题共用题干）

男孩，5岁半。右下后牙肿痛2周。检查：Ⅴ牙冠大部分破坏，龋洞较深，叩（+），Ⅱ度松动。颊侧牙龈处有0.5mm×0.5mm脓肿。X线片显示根吸收达根长1/3，根分歧有低密度阴影，牙根形成8期，上方骨板消失。

118. 本病例Ⅴ的诊断是
A. 慢性根尖炎急性发作　　B. 根尖周脓肿　　　　　　C. 根吸收
D. 深龋　　　　　　　　　E. 慢性牙髓炎急性发作
【答案】B

119. 如果治疗后仍然松动，症状不缓解，应作的处理是
A. 开放，定期换药　　　　B. 完善根管治疗　　　　　C. 拔除做功能保持器
D. 拔除，做远中导板保持器　E. 拔除，待第一恒磨牙萌出后矫治
【答案】D

【解析】乳牙根尖周脓肿，患牙松动并有叩痛，根尖部或根分歧处牙龈红肿，X线片检查可见根尖部和根分歧部牙槽骨破坏的投射影像。X线片排除根吸收。叩痛、松动及颊侧牙龈脓肿排除慢性牙髓炎急性发作。慢性根尖炎急性发作，可出现较剧烈的自发痛、咀嚼痛和咬合痛。但患儿只肿痛，排除急性发作。根尖周炎的乳牙，根尖及根分叉区骨质破坏范围广，尤其是骨质破坏、炎症已涉及继承恒牙胚，或后者的牙根已大部分形成，或位置已接近乳牙根分叉处，乳牙明显松动，该乳牙应该拔除。远中导板保持器，适于第二乳磨牙早失、第一恒磨牙尚未萌出或萌出中。

【破题思路】脓肿、有低密度阴影——根尖周脓肿；治疗后仍然松动——根管治疗失败，拔除，远中导板保持器。

(120～123题共用备选答案)
A. 根管治疗术　　　　　　　B. 根尖诱导成形术　　　　　　C. 活髓切断术
D. 牙髓摘除术　　　　　　　E. 直接盖髓术

120. 乳牙牙髓病常见的治疗方法
【答案】D

121. 乳牙根尖周病常见的治疗方法
【答案】A

122. 年轻恒牙牙髓病常见的治疗方法
【答案】B

123. 年轻恒牙根尖周病常见的治疗方法
【答案】B

【解析】牙髓摘除术适用于乳牙牙髓炎涉及根髓。根管治疗术适用于牙髓坏死、根尖周炎症而具有保留价值的乳牙。根尖诱导成形术适用于牙髓病已波及根髓，而不能保留或不能全部保留根髓的年轻恒牙；牙髓全部坏死或并发根尖周炎症的年轻恒牙。

(124～126题共用备选答案)
A. 年轻恒牙早期急性牙髓炎　　B. 年轻恒牙牙髓充血　　　　　C. 年轻恒牙晚期牙髓炎
D. 乳牙牙髓坏死　　　　　　　E. 年轻恒牙根尖周病

124. 糊剂根管充填
【答案】D

125. 间接盖髓术
【答案】B

126. 活髓切断术
【答案】A

【解析】乳牙发生牙髓坏死或根尖周炎症应尽量保留患牙，通过根管预备和药物消毒去除感染物质对尖周组织的不良刺激，并用可吸收的充填材料充填根管，促进乳牙根尖周炎愈合；故乳牙牙髓坏死应采用糊剂根管充填。间接盖髓术的适用于深龋近髓或外伤牙折近髓、无明显牙髓炎症状的患牙；有轻微刺激症状的可复性牙髓炎；冠折近牙髓而未露髓的外伤牙。故年轻恒牙牙髓充血可采用间接盖髓术。活髓切断术适用于：不宜做盖髓治疗，或盖髓治疗失败的年轻恒牙、外伤露髓或局限于冠髓的牙髓炎。故年轻恒牙早期急性牙髓炎可用此法。

(127～128题共用备选答案)
A. 直接盖髓术　　　　　　　B. 活髓切断术　　　　　　　　C. 牙髓摘除术
D. 根管治疗术　　　　　　　E. 干髓术

127. 患儿，男，10岁。Ⅳ龋深，腐质未去净时露髓应选用
【答案】C

128. 男，8岁。半小时前11外伤冠折1/4，露髓孔小而敏感，X线片示11根尖孔未形成，应选用
【答案】A

【解析】因为10岁患儿龋深，腐质未去净时露髓应诊断为慢性牙髓炎，而非深龋，排除A和B。深龋引起的牙髓炎，并非感染根管，合适的治疗应称为牙髓摘除术，而不应称为根管治疗术。患儿10岁，下方的恒牙胚正在发育，还有2年乳牙被替换，排除E。因为患儿8岁，根尖孔未形成，外伤冠折1/4，露髓孔小而敏感，应选择直接盖髓术，以保存生活的牙髓，使牙能继续发育，形成根尖孔。如果冠折面积较大，不适合行直接盖髓术，则应选择活髓切断术；如果露髓孔大或露髓时间长发生感染，则可选用答案C或D；年轻恒牙外伤不应选用答案E。

(129～130题共用备选答案)
A. 牙髓切断术　　　　　　　B. 直接盖髓术　　　　　　　　C. 间接盖髓术
D. 根尖诱导成形术　　　　　E. 根管治疗术

129. 年轻恒牙冠折牙本质暴露，就诊及时，选用的治疗方法是

【答案】C

130. 乳牙去净腐质点状露髓，可选择的治疗方法是

【答案】A

【解析】牙本质冠折应及时护髓，以免牙髓感染。腐质去净露髓，感染局限在冠髓，是牙髓切断术的适应证。

(131～133题共用备选答案)

A. 直接盖髓术　　　　　　B. 间接盖髓术　　　　　　C. 牙髓摘除术
D. 牙髓切断术　　　　　　E. 根管治疗术

131. 磨除前磨牙畸形中央尖时意外露髓

【答案】A

132. 9岁男孩去腐未净露髓，牙根已形成治疗选择

【答案】E

133. 8岁女孩11冠折露髓1h，露髓＞1mm

【答案】D

【解析】磨除畸形中央尖意外露髓，此时牙髓并未受到感染，应直接盖髓。当去腐未去尽时露髓说明此时的牙髓已经是处在炎症的环境当中，且牙根已经完全形成了，则应行根管治疗术。8岁女孩11牙根未完全形成，此时外伤露髓1h，应该切断牙髓保留下方有活性未被污的牙髓。

(134～136题共用备选答案)

A. FC活髓切断术　　　　　B. 直接盖髓术　　　　　　C. 根尖诱导成形术
D. 间接盖髓术　　　　　　E. 氢氧化钙活髓切断术

下列情况出现时选择以上何种治疗方法？

134. 乳牙深龋去腐净近髓

【答案】D

135. 年轻恒牙深龋露髓

【答案】E

136. 年轻恒牙牙髓坏死，慢性根尖病变

【答案】C

【解析】去腐净近髓未露髓，不应采取直接盖髓，应行间接盖髓术，故137题选D。年轻恒牙牙根未发育完全，去腐未净露髓说明牙髓有部分感染，此时应该行活髓切断术，目前一般使用MTA、IROOT、做活切，氢氧化钙也相对减少了，FC几乎不用，故138题选E。当年轻恒牙牙髓坏死后，应该摘除牙髓，用药物进行根尖诱导，促进根尖屏障形成，故139题选C。

137. 乳牙列阶段是指

A. 出生～半岁　　　　　　B. 出生6个月～2岁半　　　C. 3～6岁
D. 出生6个月～6岁　　　　E. 1～9岁

【答案】D

【解析】从乳牙开始萌出到恒牙萌出之前，成为乳牙列阶段，为出生后6个月～6岁。故选D。

【破题思路】

乳牙列阶段（6个月～6岁）：从乳牙开始萌出到恒牙萌出之前

混合牙列阶段（6～12岁）：此阶段从乳牙开始脱落，恒牙依次萌出，一直到全部乳牙被替换完毕

年轻恒牙列阶段（12～15岁）：此阶段全部乳牙已被替换完毕，除第三磨牙外，全部恒牙均已萌出

第三单元 咬合发育问题

1.乳牙的大面积龋坏，不但会使牙弓长度减少，还会影响颌间高度，为确保乳牙颌的正常宽度和高度，对于多个牙面龋坏的牙齿应用
A. 不锈钢全冠修复牙体　　B. 远中导板保持器　　C. 功能性活动保持器
D. 局部固定式间隙扩展装置　　E. 舌弓保持器

【答案】A

【解析】既要确保乳牙的正常宽度和高度，又要保护龋坏牙冠，唯有全冠，故选A。B、D、E不能维持颌间高度，排除。C能确保乳牙的正常宽度和高度，但不适用于保护多个牙面龋坏的牙齿。

【破题思路】不锈钢全冠适用于：
① 牙体缺损广泛，难以获得抗力形和固位形者
② 牙颈部龋蚀致窝洞无法制备龈壁者；一个牙同时多个牙面龋坏
③ 釉质发育不全或冠折牙
④ 龋病活跃性强，易发生继发龋者
⑤ 间隙保持器中做固位体等

2.远中导板间隙保持器适用于
A. 单侧第一乳磨牙早失　　B. 双侧第一乳磨牙早失
C. 第二乳磨牙早失，第一恒磨牙尚未萌出或萌出中　　D. 第一恒磨牙萌出后，单侧第二乳磨牙早失
E. 两侧多个牙早失，用其他保持器困难的病例

【答案】C

【解析】远中导板间隙保持器适用于第二乳磨牙早失，第一恒磨牙尚未萌出或萌出中，故选C，记忆性知识点。A、B、D为带环（全冠）圈式间隙保持器适应证。E为舌弓式间隙保持器适应证。

【破题思路】

远中导板保持器	第二乳磨牙早失，第一恒磨牙尚未萌出或萌出不足
带环（全冠）丝圈保持器	单侧或双侧单个乳磨牙早失；第二乳磨牙早失，第一恒磨牙完全萌出。如果基牙牙冠破坏较大，可以制作预成冠式丝圈保持器
充填式保持器	单个乳磨牙早失，间隙两侧的牙齿近缺隙面有邻面龋损及牙髓需做根管治疗者
舌弓保持器 Nance腭弓式	两侧都存在第二乳磨牙或第一恒磨牙，全口多个牙缺失，近期内继承恒牙即将萌出，或不能配合戴功能性活动保持器者

3.乳牙拔除的指征是
A. 根分叉部X线透射区，牙根吸收1/3　　B. 外伤根尖1/3折断
C. 牙髓活力测定无反应　　D. 根尖周肿胀，松动Ⅲ度
E. 根分叉病变，恒牙胚骨硬板未破坏

【答案】D

【解析】A、B、C、E为根管治疗指征。Ⅲ度松动为拔牙指征，故选D。

【破题思路】乳牙拔除的指征有：

不能保留的病牙，因咬合诱导需要拔除的乳牙
根尖周脓肿，松动明显

续表

乳牙根管感染，而牙根吸收超过 1/2

乳牙外伤使牙根于近颈部 1/3 内折断者

乳牙炎症累及继承恒牙

4. 女孩，7岁。右下第一磨牙萌出 2/3，左下第二乳磨牙早失，选用哪种保持器更好
A. 带环丝圈保持器　　　　　　B. 全冠丝圈保持器　　　　　　C. 带环远中导板保持器
D. 全冠远中导板保持器　　　　E. 活动功能式保持器

【答案】C

【解析】带环和全冠丝圈保持器均适用于单侧第一乳磨牙早失或第一恒磨牙萌出后，第二乳磨牙单侧早失的病例，患者的第一磨牙和第二乳磨牙的分别在左右两侧。远中导板保持器，适于第二乳磨牙早失、第一恒磨牙尚未萌出或萌出不全，题目中未提交第一乳磨牙冠缺损或已经过 RCT，故优选 C。活动功能式保持器，适用于乳磨牙缺失两个以上者，或两侧磨牙缺失，或伴有前牙缺失，排除 E。

【破题思路】第二乳磨牙早失，第一磨牙萌出不全或未萌出——远中导板保持器。

5. 患儿，女，10岁，诉下颌前牙松动时发现Ⅳ缺失，缺失牙间隙已明显缩小，拟采用哪种间隙保持器最为合适
A. 远中导板保持器　　　　　　B. 丝圈保持器　　　　　　　　C. 功能性活动保持器
D. 舌弓保持器　　　　　　　　E. 间隙扩展装置

【答案】E

【解析】因龋齿或乳牙早失使间隙变小或消失的，为恢复间隙以利于继承恒牙正常萌出，常常需要应用间隙扩展装置把变小或关闭的间隙扩开。其包括局部固定式间隙扩展装置，交互支抗和活动式间隙扩展装置。故选 E。

【破题思路】缺失牙间隙已缩小——间隙扩展装置。

6. 正常情况下，替牙一般是什么时期
A. 新生婴儿到六七个月　　　　B. 六七个月到 3 周岁　　　　　C. 儿童 6 岁到十二三岁
D. 12～13 岁到 18～21 岁　　　E. 在第二恒磨牙萌出前都是替牙阶段

【答案】C

【解析】替牙期是指从恒牙开始萌出到乳牙全部被恒牙替换完毕的时期。此期儿童的年龄为 6～12 岁。故选 C。

【破题思路】替牙期——6～12 岁。

7. 乳尖牙过早拔除易造成
A. 恒尖牙异位萌出　　　　　　　　　B. 恒侧切牙异位萌出
C. 恒中切牙异位萌出　　　　　　　　D. 第一前磨牙异位萌出
E. 第二前磨牙异位萌出

【答案】A

【解析】乳尖牙退换时间较晚，过早拔除，其他牙齿占据位置，间隙不足，会造成尖牙异位萌出。故选 A。

【破题思路】乳尖牙早失——间隙缩窄——恒尖牙异位萌出。

8. 牙齿萌出各项中正确的是
A. 早萌乳牙根已经形成，不易脱落　　　B. 婴儿牙槽嵴上的"马牙子"应尽快去除
C. 诞生牙若极度松动，应早拔除　　　　D. 诞生牙多是多生牙
E. 牙齿过早萌出应尽快拔除

【答案】C

【解析】早萌的乳牙牙根尚未发育或根发育很少，且只与黏骨膜联结而无牙槽骨支持，松动或极度松动，排除A。"马牙子"即上皮珠，是牙板剩余以角化上皮珠的形式残存在颌骨或牙龈内，形成数个大头针帽大小的白色角化突起，一般不需治疗，出生后数周可自行脱落，排除B。诞生牙是指婴儿出生时口腔内已萌出的牙，多数是正常牙，排除D。如果乳牙早萌极度松动，有移位和误吸危险，应及时拔除；若松动不明显可保留观察，排除E。故选C。

【破题思路】

乳牙早萌	多见于下颌中切牙。诞生牙多是正常牙，少数是多生牙，早萌牙极度松动；新生牙，马牙子非牙	拔除极度松动的早萌牙
恒牙早萌	与乳磨牙早脱落有关，多伴有釉质发育不全	控制早失牙区的感染，对早萌牙进行局部涂氟治疗，预防龋齿

9. 牙齿萌出各项中错误的是
A. 乳切牙在1周岁内萌出均正常
B. 龈咀嚼可导致恒牙迟萌
C. 全身系统病可造成乳恒牙缺失
D. 多生牙可使恒牙萌出困难
E. 恒牙不萌出必须切开助萌

【答案】E

【解析】若牙根弯曲，牙轴方向异常或存在其他阻碍，行助萌术后恒牙也很难萌出，故选E。

【破题思路】

乳牙迟萌	1周岁后仍不萌出第一颗乳牙；超过3周岁尚未全部萌出	先天无牙畸形，全身因素如佝偻病、甲状腺功能减退、营养缺乏、良性脆骨症	拍X线牙片确定有无恒牙，对因治疗
恒牙迟萌	牙齿萌出时间滞后正常时间，最常见上颌中切牙萌出迟缓	局部因素：乳牙病变、早失或滞留；局部牙龈角化增生；恒牙牙根弯曲；间隙缩窄；多生牙或牙瘤的阻碍 全身因素：颅骨锁骨发育不全、先天性甲状腺分泌减少症	

10. 年轻恒牙是指
A. 刚萌出于口内，结构未发育成熟的牙齿
B. 牙冠萌出，形态和结构未完全形成和成熟的恒牙
C. 牙根虽已发育完成但仍粗大的牙齿
D. 牙根形成2/3正在萌出的牙齿
E. 萌出3年以上髓腔大的恒牙

【答案】B

【解析】年轻恒牙是指恒牙虽已萌出，但在形态、结构上尚未完全形成和成熟的恒牙，其根尖孔未形成。故选B。

【破题思路】年轻恒牙指虽然已经萌出，但是在形态和结构上尚未完全形成和成熟的恒牙。

11. 年轻恒牙的牙根形成一般在牙萌出后的
A. 4～6个月
B. 8～10个月
C. 1年
D. 2～3年
E. 6～7年

【答案】D

【解析】年轻恒牙的牙根要在萌出后2～3年才达到应有长度，3～5年后根尖才发育完成。在此期间，若因外伤、龋病或发育畸形等因素引起牙髓坏死或根尖周炎，可导致该牙根发育停止。故选D。

【破题思路】年轻恒牙的牙根形成——牙萌出后2～3年。

12. 乳牙牙根开始吸收在换牙前
A. 6～8个月
B. 9～10个月
C. 1～2年

D. 2～3年　　　　　　　　　　　E. 4～5年

【答案】D

【解析】乳牙一共20个，每个乳牙到一定时间就会因牙根吸收而自行脱落，恒牙就取而代之。这是一种生理现象，即为乳牙退换；乳牙牙髓腔大，牙髓组织丰富，在换牙前2～3年，牙根就开始吸收而使根尖孔变大。故选D。

【破题思路】乳牙牙根开始吸收——换牙前2～3年。

13. 为保证恒牙的正常萌出和排列，乳牙列中最重要的牙位是
A. 上颌乳尖牙和第二乳磨牙
B. 下颌乳尖牙和第一乳磨牙
C. 上颌乳中切牙和上颌第二乳磨牙
D. 下颌乳中切牙和下颌第二乳磨牙
E. 上颌乳尖牙和下颌乳磨牙

【答案】A

【解析】在乳牙列中乳尖牙位决定了牙弓的宽度和牙弓的长度，在乳恒牙替换过程中乳尖牙宽度增加，为切牙恒牙增加替换的距离，上颌恒尖牙最后萌出，乳尖牙占据了这个位置以免造成萌出移位。第二乳磨牙的萌出决定了上下颌远中面的关系，进而影响恒牙替换后的牙列排列。故本题选A。

【破题思路】上颌乳尖牙和第二乳磨牙早失——间隙极易消失。

14. 乳牙早失后是否需做功能性间隙保持器主要应考虑
A. 患儿年龄和牙列拥挤情况
B. 牙齿萌出的先后顺序
C. 继承恒牙的发育情况
D. 继承恒牙胚是否先天缺失
E. 乳磨牙缺失的数目和部位

【答案】E

【解析】本题所给出的5个选项都为是否制作间隙保持器所需要考虑的因素。但是功能性间隙保持器的适应证是：不论单侧、双侧，凡乳牙丧失两颗以上者；双侧性多个乳牙丧失者；乳前牙丧失者。在5个备选答案中只有E选项符合功能性间隙保持器的适应证。因此本题应选E。

【破题思路】功能性间隙保持器

适用于	作用
缺牙多于两个乳磨牙，两侧缺失多于一个乳磨牙，或伴有前牙缺失	保持缺牙的近远中长度，还能保持垂直高度和恢复咬合功能

15. 恒牙迟萌的原因，不包括
A. 乳牙根尖病变，导致牙槽骨吸收
B. 乳牙早失，导致牙龈咀嚼增厚
C. 多生牙，牙瘤存在
D. 间隙丧失，萌出困难
E. 恒牙牙根发育异常

【答案】A

【解析】恒牙迟萌最常见的原因为乳前牙早失，儿童习惯用牙龈咀嚼，造成牙龈角化增生，变得坚韧肥厚，使恒牙萌出困难，B对。其次是乳尖牙和乳磨牙过早脱落，邻牙移位间隙缩小，致使恒牙萌出困难，D对。再次，多生牙、牙瘤或囊肿的阻碍，C对。还有遗传因素和发育迟缓等，E对。本题用排除法选A。

16. 功能性活动保持器的适应证为
A. 第二乳磨牙早失，第一恒磨牙萌出不足
B. 第一乳磨牙早失
C. 乳磨牙缺失两个以上或两侧乳磨牙缺失或伴有乳前牙缺失
D. 两侧都存在第二乳磨牙或第一恒磨牙，近期内继承恒牙即将萌出
E. 因龋齿或乳牙早失使间隙变小或消失

【答案】C

【解析】可摘式功能性保持器的适应证是：乳磨牙缺失两个以上者，或两侧磨牙缺失，或伴有前牙缺失。本题选C。

【破题思路】	
可摘式功能性保持器	缺牙多于两个乳磨牙，两侧缺失多于一个乳磨牙，或伴有前牙缺失。功能保持器相当于局部义齿，它不仅保持缺牙的近远中长度，还能保持垂直高度和恢复咬合功能

17. 有关乳牙滞留的描述错误的是
A. 继承恒牙已萌出，乳牙未按时脱落
B. 乳牙滞留应及时拔除
C. 无继承恒牙的乳牙滞留可以在口腔中维持相当长的时间
D. 恒牙未萌出，保留在恒牙列的乳牙
E. 常见于下颌乳中切牙

【答案】B

【解析】乳牙滞留是指继承恒牙已经萌出，未能按时脱落的乳牙，或者恒牙未萌出，保留在恒牙列中的乳牙。常见下颌乳中切牙滞留，恒中切牙于舌侧萌出，乳牙滞留于唇侧，呈现双排牙现象。其次第一乳磨牙的残冠或残根滞留于继承前磨牙的颊侧或舌侧。第二乳磨牙常因继承恒牙胚先天缺失而滞留。继承恒牙已经萌出，滞留的乳牙应该拔除。因先天缺失继承恒牙导致的滞留乳牙可不予处理。故选B。

【破题思路】乳牙滞留
定义：指继承恒牙已经萌出，未能按时脱落的乳牙。或者恒牙未萌出，保留在恒牙列中的乳牙
病因：继承恒牙萌出方向异常；先天缺恒牙；继承恒牙萌出无力；遗传因素
处理：① 先天缺失继承恒牙导致的滞留乳牙可不予处理 ② 继承恒牙已经萌出，滞留的乳牙应该拔除

18. 防止和治疗恒牙早萌的重要环节是
A. 戴阻萌器
B. 控制局部炎症和感染
C. 若对颌乳牙缺失，应防止早萌牙过长
D. 局部涂氟，预防龋病
E. 固定松动的早萌恒牙

【答案】B

【解析】控制乳磨牙根尖周围炎症是防止恒牙早萌的重要治疗环节。对早萌牙是否进行阻萌，需根据早萌牙的松动情况，以及对颌牙存在与否而定，如早萌牙松动不明显，则可不阻萌，若对颌乳牙缺失，为防止早萌牙过长，可做阻萌器。实践证明，控制乳牙根尖周围炎症感染比阻萌更重要。因此，拔除乳牙残根、残冠、治疗有根尖病变的邻牙，是保证早萌牙继续发育的重要环节。其次，应对早萌牙进行局部涂氟，预防龋病的发生。故选B。

【破题思路】乳牙早失	
原因	结果
乳牙严重感染	导致恒牙早萌

19. 下列关于乳牙牙根吸收特点中正确的是
A. 乳牙牙根吸收是从根尖1/3的唇侧面开始的
B. 乳磨牙从根分歧内侧面开始吸收
C. 牙根吸收是在牙根形成后2～3年开始的
D. 恒牙先天性缺失时乳牙不脱落
E. 乳牙牙根吸收开始时不能做牙髓治疗

【答案】B

【解析】乳牙牙根吸收是从根尖1/3的舌侧面开始的。排除A。牙根吸收时间各牙不一，如乳中切牙牙根形成1.5岁，4岁牙根开始吸收；第二乳磨牙牙根形成于3岁，8岁牙根开始吸收。排除C。恒牙先天性缺失时乳牙牙根的吸收仍可发生，但吸收缓慢，脱落较晚。排除D。乳牙牙根吸收开始时可以牙髓治疗。排除E。乳前牙牙根的吸收常从根尖1/3的舌侧面开始，乳磨牙牙根的吸收自根分叉的内侧面开始，斜面状地吸收。各牙根非同时、同样程度地吸收。下颌乳磨牙多为远中根比近中根先吸收，上颌乳磨牙之颊侧远中根和腭根比颊侧近中根易吸收。故选B。

【破题思路】

乳牙牙根吸收从根尖 1/3 的舌侧面开始，乳磨牙自根分叉的内侧面开始吸收

牙根吸收时间各牙不一，一般在换牙前 3 年左右

恒牙先天性缺失时乳牙牙根的吸收仍可发生，但吸收缓慢，脱落较晚

乳牙根吸收开始时可以牙髓治疗，超过 1/2 时不做根管治疗

（20~22 题共用备选答案）

A. 吮指　　　　　　　　　B. 咬下唇习惯　　　　　　　C. 口呼吸
D. 偏侧咀嚼习惯　　　　　E. 吐舌习惯

20. 腭盖高拱，龈红肿，开唇露齿的病因是

【答案】C

21. 上前牙前突，散在间隙，前牙深覆盖的病因是

【答案】A

22. 上前牙唇倾，下前牙舌倾的病因是

【答案】B

【解析】由于张口呼吸破坏了口腔、鼻腔气压的正常平衡，影响了口腔和鼻腔的正常发育，口腔气压加大，而鼻腔气压相对减小，致使鼻腔不能向下扩展，造成腭盖高拱。因两侧颊肌压迫牙弓两侧，妨碍牙弓宽度的发育，形成牙弓狭窄，上前牙前突，开唇露齿。故 52 题选 C。手指含在上下牙弓之间，牙受力而引起上前牙前突，形成深覆盖或局部开𬌗。故 53 题选 A。咬下唇增加了推上前牙向唇侧及下前牙向舌侧的压力，妨碍下牙弓及下颌向前发育，下前牙出现拥挤，上前牙唇倾。故 54 题选 B。

23. 牙齿固连是指
A. 乳牙过了替换年龄仍滞留于口腔　　　　B. 两牙融合
C. 牙齿与骨组织融合　　　　　　　　　　D. 牙根外露于龈黏膜外
E. 牙萌出困难

【答案】C

【解析】牙齿固连反映的是生长发育期儿童的患牙不能保持其与邻牙一致的位置水平的一种普遍解释。固连描述的是牙骨质和或牙本质与牙槽骨解剖学意义上融合的现象。故本题选 C。

【破题思路】牙齿固连——牙齿与牙槽骨粘连。

24. 哪种乳牙不应该拔除
A. 牙冠破坏严重，已无法修复的乳牙
B. 根尖周炎症已涉及继承恒牙牙胚
C. 乳牙有牙髓炎症可治疗，但离替换时间很近
D. 受继承恒牙萌出力的推压，使根尖露出龈外常致局部黏膜创伤性溃疡
E. 有病灶感染迹象但能彻底治愈

【答案】E

【解析】乳牙拔除的指征有以下几种。①无法保留的乳牙：牙冠破坏严重，已无法修复的乳牙，因此 A 错误；根尖周病变较严重的乳牙，因此 B 错误；牙齿松动，因根管感染牙根吸收超过 1/2 以上的患牙；因根髓感染造成乳牙生理性吸收障碍，受继承恒牙萌出力的推压，使根尖露出龈外常致局部黏膜创伤性溃疡，因此 D 错误；牙外伤疑影响恒牙胚；骨折线上不能治愈的患牙。②因咬合诱导需要拔除的乳牙。③额外牙等。而选项 C 已经无保留价值，因此 C 错误。选项 E 能保留，因此不应该拔除。所以本题应选 E。

25. 多生牙最常见的位置
A. 侧切牙区　　　　　　　B. 前磨牙区　　　　　　　C. 下前牙区
D. 上颌恒中切牙之间　　　E. 磨牙区

【答案】D

【解析】多生牙较少见于乳牙列，多见于混合牙列和恒牙列。好发于上颌恒中切牙之间，其次是牙弓末端第三磨牙之后。前牙区比牙弓任何部位都多见，故本题选 D。

【破题思路】多生牙最常见——上颌恒中切牙之间。

26. 无继承恒牙胚的乳牙临床处理原则为
A. 拔除
B. 保留
C. 根管治疗
D. 做烤瓷冠
E. 做嵌体

【答案】B

【解析】恒牙先天缺失，乳牙的牙根不能吸收而滞留。此种情况可通过X线片确定有无恒牙，若无恒牙，可保留乳牙发挥咀嚼功能。故此题选B。

【破题思路】先天缺失继承恒牙导致的滞留乳牙可保留。

27. 可以恢复咬合高度和咀嚼功能的保持器是
A. 丝圈保持器
B. 下颌舌弓保持器
C. 可摘式功能保持器
D. 远中导板保持器
E. 充填式保持器

【答案】C

【解析】可摘式保持器可以恢复咬合高度，维持近远中距离和恢复咀嚼功能，故选C。但是由于可以摘下，要求儿童要配合治疗。

28. 牙齿萌出特点中错误的是
A. 左右对称同期萌出
B. 下颌牙比上颌同名牙萌出早
C. 女性萌出早于男性
D. 最早萌出的乳牙是上颌乳中切牙
E. 最早萌出的恒牙是下颌中切牙

【答案】D

【解析】该考试题属于基本知识类题目，考核的知识点是牙齿萌出的特点。牙齿萌出共有五个特点，备选答案中给出三点，即：左右对称同期萌出，下颌牙比上颌同名牙萌出早，女性萌出早于男性。如果熟记牙齿萌出的五个特点，很容易找出错误的选项。如果记忆不清，通过分析仍能找出错误的选项。备选答案E（最早萌出的恒牙是下颌中切牙）与B（下颌牙比上颌同名牙萌出早）是一致的，因而不会是错误的表述。而备选答案D（最早萌出的乳牙是上颌中切牙）显然与备选答案B、E相矛盾，所叙述的内容错误，所以，该考试题的正确答案为D。

【破题思路】牙齿萌出特点

性别	女性萌出早于男性
时间与顺序	在一定时间内，按一定顺序先后萌出
左右对称萌出	中线左右同颌的同名牙几乎同时萌出
下颌早于上颌	下颌牙的萌出要比上颌的同名牙早

29. 额外牙的临床表现不正确的是
A. 一个或几个多生
B. 牙齿数目过多
C. 多见于乳牙列
D. 发生率在1%～3%
E. 好发于上颌中切牙之间

【答案】C

【解析】额外牙在牙列中多生一个或几个牙，较少见于乳牙列，多见于混合牙列和恒牙列，其顺序是混合牙列>恒牙列>乳牙列。发生率在1%～3%之间，最常见于上颌前牙区域。上颌发生率约为下颌8倍。最多见的额外牙是正中牙，位于两颗上颌中切牙之间。男性多于女性。因此本题的正确答案为C。

【破题思路】

多生牙	多于正常牙类、牙数以外的额外牙
	混合牙列多见；好发于上颌中切牙之间，前牙区多见
	额外牙可以萌出于口腔内，也可以埋伏阻生

30. 恒尖牙萌出困难多与哪种情形有关
   A. 牙瘤 B. 额外牙 C. 先行的乳牙过早脱落
   D. 含牙囊肿 E. 牙龈坚韧肥厚
   【答案】C
   【解析】恒尖牙萌出困难多与乳尖牙过早脱落,邻牙移位间隙缩小有关。因此本题的正确答案为C。

   【破题思路】乳尖牙早失——间隙缩窄——恒尖牙萌出困难。

31. 额外牙的萌出部位不正确的是
   A. 在颌骨的某些特定部位萌出 B. 萌出于口腔 C. 阻生于颌骨内
   D. 牙弓外 E. 鼻腔、上颌窦内
   【答案】A
   【解析】额外牙可位于颌骨的任何部位,可萌出于口腔内,也可埋伏于颌骨内,还可发生于牙弓外,唇颊侧和舌腭侧,有的甚至位于鼻腔,上颌窦内。因此本题的正确答案为A。

   【破题思路】额外牙——埋伏在颌面部任何位置。

32. 吮指不良习惯中错误的是
   A. 吮拇指发生率较高 B. 2岁以前多为生理性吸吮
   C. 所吸手指不同对咬合的影响不同 D. 吮指习惯随年龄增长减少
   E. 吸吮拇指可引起反𬌗
   【答案】E
   【解析】吸吮手指的影响大小取决于不良习惯持续的时间、发生的频率和作用的强度,吸吮手指时间过长,可引起口腔面部功能异常及颌的变化,甚至𬌗关系错乱。吮拇指常常会引起上前牙前突,形成腭盖高拱,前牙深覆盖开𬌗。吮吸食指引起下颌过度前伸,导致反𬌗,故选E。

   【破题思路】吮指——开𬌗。

33. 男孩,7岁。诉下颌前牙松动。口腔检查见:右下乳1松动Ⅲ度,牙冠有深龋洞,右下1已从舌侧萌出,诊断
   A. 乳牙滞留 B. 乳牙早失 C. 乳牙根尖周炎
   D. 乳牙牙周炎 E. 乳牙外伤
   【答案】A
   【解析】此患者口腔中右下乳1松动Ⅲ度,而右下1已从舌侧萌出,因此可排除B。本题中没有出现根尖周炎的症状,因此可排除C。没有出现牙周袋,因此可排除D。没有提到外伤史,因此可排除E。乳牙滞留是乳牙脱落时间晚于正常,此患者恒牙已经萌出,但乳牙尚未脱落,因此A正确。本题应选A。

34. 患儿,7岁。上颌乳中切牙脱落2个月,恒中切牙一直未萌出。患儿发育正常,颌面部对称。此处牙床饱满,牙龈颜色正常,X线片见有恒牙胚。临床处理宜选择
   A. 切开导萌 B. 增加营养 C. 观察
   D. 局部用药 E. 修复治疗
   【答案】C
   【解析】乳牙早失后,如果继承恒牙于近期内不能萌出,间隙会减小,需要及时做间隙保持器,判断继承牙萌出的时间对是否做间隙保持器非常重要。可通过年龄来判断牙齿萌出时间,上颌恒中切牙萌出时间为7～8岁,同时通过X线判断恒牙胚存在并发育正常,因此给予该患儿观察处理,选C。

   【破题思路】牙床饱满,牙龈颜色正常——观察。

35. 女,5岁半。下颌恒中切牙舌侧萌出2/3,下颌乳中切牙Ⅱ度松动。诊断
   A. 下颌中切牙异位萌出 B. 下颌前牙拥挤 C. 下颌乳中切牙替换期松动
   D. 下颌中切牙早萌 E. 下颌乳中切牙滞留
   【答案】E

【解析】5岁半患儿是下颌中切牙活动萌出期，故D不符合。临床未提供B的症状。下颌乳中切不脱落，新牙已经萌出，故选E。

【破题思路】乳牙未脱落，继承恒牙已萌出——乳牙滞留。

36. 小儿在出生后10个月到1岁2个月期间，极度营养不良，可能造成哪些恒牙发育不良
A. 所有下前牙与六龄牙　　　　B. 所有上前牙与六龄牙　　　　C. 所有后牙
D. 前磨牙　　　　E. 上前磨牙

【答案】A

【解析】第二磨牙硬组织从2.5～3岁开始形成，排除C。第一磨牙硬组织出生时已开始形成，2.5～3岁釉质完成。上下中切牙硬组织3～4个月开始形成，4～5岁釉质完成。上侧切牙硬组织10～12月开始形成，4～5岁釉质完成。下侧切牙硬组织3～4月开始形成，4～5岁釉质完成。上下尖牙硬组织4～5个月开始形成，6～7岁釉质完成。小儿在出生后10个月到1岁2个月期间上侧切牙硬组织不一定开始形成，故选A。

【破题思路】

牙位	上136 下1236	上2	4、5、7、8
发育受到影响时间	出生后第一年	出生后第二年	出生后第三年以后

37. 患儿，5岁，上前牙前突。检查：上前牙牙间隙，前牙开𬌗，可能原因为
A. 吮指　　　　B. 咬上唇习惯　　　　C. 咬下唇习惯
D. 口呼吸　　　　E. 偏侧咀嚼

【答案】A

【解析】吮指习惯持续会对牙列产生影响，造成错𬌗畸形，尤其是持续到混合牙列期时。吮指的压力可以造成上前牙前突，影响下前牙萌出，导致前牙深覆盖、前牙开𬌗。在后牙区可以造成上颌牙弓宽度减少以及后牙反𬌗。故选A。

【破题思路】吮指——前牙开𬌗。

38. 患儿，男，4岁，上颌乳前牙残根，根尖从唇侧龈黏膜穿出。不正确的处理是
A. 拔除残根　　　　B. 口服抗菌药　　　　C. 瘘管上碘酚
D. 做间隙保持器　　　　E. 定期复查

【答案】D

【解析】上颌前牙萌出需6～12岁，拔除残根后可观察，定期复诊，若萌出过迟导致间隙变小，可再做间隙保持器，故选D。

【破题思路】乳前牙早失一般无须做间隙保持器。

(39～40题共用题干)
患者，男，1岁2个月，仍未见第一颗乳牙萌出，已排除"无牙畸形"。

39. 最可能的诊断是
A. 乳牙萌出过迟　　　　B. 先天性个别牙缺失　　　　C. 仍属牙齿的正常萌出范围
D. 乳牙阻生　　　　E. 牙胚移动不足

【答案】A

40. 该发育异常不可能的病因是
A. 佝偻病　　　　B. 甲状腺功能减退　　　　C. 营养缺乏
D. 全身性骨硬化症　　　　E. 肯定与全身因素有关

【答案】E

【解析】婴儿出生后一年内萌出第一颗乳牙均属正常现象。如果1周岁后仍不萌出第一颗乳牙，并排除"无牙畸形"，称为乳牙迟萌，需查明原因。故39题选A。全口或多数乳牙迟萌多与全身因素有关，包括佝偻病、甲状腺功能减退、营养缺乏等排除A、B、C。全身性骨硬化症唯一口腔表征是乳牙迟萌，排除D。多生牙、

牙瘤或囊肿的阻碍也会导致迟萌，不一定是全身因素，故40题选E。

（41～44题共用备选答案）
A. 乳牙滞留　　　　　　　B. 乳牙迟萌　　　　　　　C. 乳牙早萌
D. 乳牙早脱落　　　　　　E. 牙齿固连

41. 邻牙倾斜，间隙变小，恒牙不能萌出是由于
【答案】D
42. 乳下前牙在出生时或生后不久即萌出属于
【答案】C
43. 第一颗乳牙1周岁后还不萌出属于
【答案】B
44. 乳牙长期不脱落，恒牙萌于舌侧是
【答案】A

【解析】乳牙早失后，相邻的牙齿向缺隙部位倾斜移位，对颌牙伸长，使间隔的近远中径和垂直径变小。乳牙早失时患儿年龄越小，牙列越拥挤，间隙变小的可能性就越大。故41题选D。乳牙早萌指在婴儿出生时或出生后3个月内即有乳牙萌出，最常见于下颌乳中切牙，临床罕见。故42题选C。婴儿出生后一年内萌出第一颗乳牙均属正常现象。如果1周岁后仍不萌出第一颗乳牙需查明原因。某些全身因素如佝偻病、甲状腺功能减退、营养缺乏、良性脆骨症等可导致乳牙迟萌。故43题选B。乳牙滞留是指继承恒牙已经萌出，乳牙未能按时脱落；或者恒牙未萌出，乳牙保留在恒牙列中。故44题选A。

（45～47题共用备选答案）
A. 6个月　　　　　　　　B. 2岁半　　　　　　　　C. 6岁
D. 9岁　　　　　　　　　E. 12岁

45. 乳牙全部萌出在
【答案】B
46. 第一恒磨牙萌出
【答案】C
47. 第二乳磨牙脱落
【答案】E

【解析】乳牙从出生后6个月开始萌出，一般在2岁半完全萌出，故45题选B。第一恒磨牙又称六龄牙，一般在6岁萌出，故46题选C。第二前磨牙萌出时间一般为10～12岁，故47题选E。

（48～50题共用备选答案）
A. 远中导板保持器　　　　B. 功能性活动保持器　　　C. 丝圈保持器
D. 舌弓保持器　　　　　　E. 间隙扩展装置

48. 乳磨牙缺失两个以上者，应选择
【答案】B
49. 第一乳磨牙早失，应选择
【答案】C
50. 第二乳磨牙早失，第一恒磨牙尚未萌出或萌出不足者，应选择
【答案】A

【解析】功能性活动保持器即可摘式间隙保持器，适用于乳磨牙缺失两个及以上者，或两侧乳磨牙缺失，或伴有前牙缺失，故48题选B。丝圈保持器适用于单侧第一乳磨牙早失或第一恒磨牙萌出后第二乳磨牙单侧早失，故49题选C。远中导板保持器适用于第二乳磨牙早失，第一恒磨牙尚未萌出或萌出不足者，故50题选A。

第四单元 牙齿发育异常

1. 关于牙齿发育异常的原因不正确的是
   A. 病因目前已明确
   B. 遗传影响
   C. 家族性因素
   D. 环境影响
   E. 局部性因素
   【答案】A
   【解析】牙齿发育异常的病因目前还不明确，有的来自遗传或家族性，有的来自环境或局部性的，因此本题的正确答案为 A。

   【破题思路】牙齿发育异常——病因不明——局部或者全身因素。

2. 恒切牙助萌术应在什么情况下施行
   A. 牙根弯曲
   B. 牙轴方向异常
   C. 额外牙阻碍
   D. 囊肿阻碍
   E. 增厚的龈片组织阻碍
   【答案】E
   【解析】由于乳切牙过早脱落，坚韧的龈组织阻碍恒切牙萌出者，可在局部麻醉下，施行开窗助萌术。即切除受阻牙切缘部位增厚的牙龈组织，暴露整个切缘，牙齿即可很快萌出。因此本题的正确答案为 E。

   【破题思路】增厚的龈片组织阻碍恒牙萌出——切开助萌术。

3. 关于额外牙的拔除，不正确的是
   A. 埋藏的额外牙如果不产生病理变化，可以不处理
   B. 萌出的额外牙应及时拔除
   C. 切牙牙根发育完成后再拔除额外牙
   D. 若额外牙存在造成正常切牙牙根吸收，可拔除额外牙
   E. 拔牙前一般应先摄取 X 线片
   【答案】C
   【解析】埋藏的额外牙如果不产生病理变化，可以不处理。故不选 A。已萌出的多生牙应及时拔除，以利于邻近恒牙的顺利萌出并减少恒牙的错位。故不选 B。若额外牙存在造成正常切牙牙根吸收，可拔除额外牙。不选 D。临床发现或怀疑有多生牙时，需要拍摄 X 线片明确诊断，并确定多生牙的数目和位置。故不选 E。对于埋伏的多生牙，如果影响恒牙的发育、萌出及排列，在不损伤恒牙胚的情况下应尽早拔除。故选 C。

   【破题思路】

额外牙 （多生牙）	定义：多于正常牙类、牙数以外的额外牙
	处理：拍摄 X 线片确定额外牙的数目和位置，评估其对恒牙列的影响
	已经萌出的额外牙应拔除
	不产生病理变化的埋伏额外牙可不处理
	影响恒牙萌出的额外牙可以手术拔除

4. 男孩，8 个月。上前牙未萌出。体检发现颌面部发育正常，对称，上颌左右乳中切牙局部牙龈颜色正常，扪无明显隆起，临床处理应选择
   A. 拍曲面断层片
   B. 增加营养
   C. 切开导萌
   D. 局部用药
   E. 观察
   【答案】E
   【解析】乳牙萌出时间一般从第 6 个月开始至 2 岁半全部出齐。若生后 12 个月还未萌出乳牙，则为出牙延迟，需考虑是否有全身性的因素影响乳牙萌出。但也有个体差异，有的婴儿出牙可早至出生后第 4 个月，亦有晚至 13 个月才萌出第 1 颗乳牙。该小儿目前 8 个月，颌面部发育未见异常，上颌左右乳中切牙局部牙龈颜色正常，且无隆起，现可暂予观察随访，等待乳牙自然萌出。故选 E。

【破题思路】牙龈颜色正常——观察。

5. 男孩，7岁。诉下颌前牙松动。口腔检查见：右下A松动Ⅰ度，牙冠有深龋洞，恒牙已从舌侧萌出，诊断
   A. 乳牙滞留　　　　　　B. 乳牙早失　　　　　　C. 乳牙根尖周炎
   D. 乳牙牙周炎　　　　　E. 乳牙外伤
   【答案】A
   【解析】此患者口腔中仍有右下A，因此可排除B。本题中没有出现根尖周的症状，因此可排除C。没有出现牙周袋，因此可排除D。没有提到外伤史，因此可排除E。乳牙滞留是乳牙脱落时间晚于正常，此患者恒牙已经萌出，但乳牙尚未脱落，故选A。

【破题思路】乳牙未脱落，恒牙萌出——乳牙滞留。

6. 恒牙迟萌的原因中与遗传性因素有关的是
   A. 牙根弯曲阻生埋伏　　B. 多生牙、牙瘤、囊肿　　C. 乳牙滞留
   D. 颅骨锁骨发育不全　　E. 佝偻病
   【答案】D
   【解析】此题考核恒牙迟萌原因。颅骨锁骨发育不全是较罕见的常染色体显性遗传病，由于遗传性成骨不全，牙槽骨重建困难，缺乏恒牙萌出潜力。除恒牙迟萌外，还伴有颅骨囟门不闭合和锁骨部分缺如，故选D。

7. 确诊多生牙的重要依据是
   A. 牙冠形态　　　　　　B. 牙齿大小　　　　　　C. 位置
   D. X线片　　　　　　　E. 萌出时间
   【答案】D
   【解析】此题考核多生牙的诊断。虽然可由形态大小、萌出时间判断多生牙，最终还要依据X线片明确诊断，并确定多生牙牙根形态、数目和位置，故选D。

【破题思路】确诊多生牙——X线片。

(8～9题共用备选答案)
   A. 乳牙滞留　　　　　　B. 诞生牙　　　　　　　C. 新生牙
   D. 乳牙早失　　　　　　E. 恒牙早萌

8. 婴儿出生时就有的牙齿是
   【答案】B

9. 下颌乳中切牙替换时，若恒中切牙于舌侧萌出，常出现
   【答案】A
   【解析】乳牙早萌有两种现象，一种是诞生牙，是指婴儿出生时口腔内已萌出的牙；另一种是新生牙，是指出生后30天内萌出的牙。乳牙滞留是指继承恒牙已萌出，未能按时脱落的乳牙，或恒牙未萌出，保留在恒牙列中的乳牙。最常见的是下颌乳中切牙滞留，后继之恒中切牙于舌侧萌出，乳牙滞留于唇侧，呈"双排牙"现象。

10. 下列关于额外牙的描述不准确的是
    A. 又称为多生牙　　　　B. 多见于乳牙列和混合牙列　　C. 与发育缺陷或遗传有关
    D. 多数呈较小的圆锥形　E. 可能造成恒牙的迟萌
    【答案】B
    【解析】额外牙又称为多生牙。额外牙在牙列中多生一个或几个牙，较少见于乳牙列，多见于混合牙列和恒牙列，其顺序是混合牙列＞恒牙列＞乳牙列。因此选B。

【破题思路】额外牙——多见于混合牙列。

11. 额外牙对牙列发育的影响，不准确的是
    A. 恒牙迟萌　　　　　　B. 出现牙间间隙　　　　　C. 含牙囊肿
    D. 牙齿移位　　　　　　E. 有碍美观

【答案】B

【解析】额外牙的影响有恒牙迟萌、含牙囊肿、牙齿移位、有碍美观、牙列拥挤，一般不会出现牙间间隙，故选B。

【破题思路】额外牙影响——恒牙迟萌、含牙囊肿、牙齿移位、有碍美观、牙列拥挤。

12. 关于融合牙的描述，下列哪项是正确的
A. 两个基本发育完成的牙齿由增生的牙骨质将其结合在一起
B. 一个牙胚发育而成的双牙畸形
C. 牙齿数目不少
D. 冠部不分离而根部分离
E. 相邻两个牙结合，牙本质分开

【答案】D

【解析】融合牙是由两个正常牙胚的釉质或牙本质融合在一起而形成的。不选A、B。可以形成冠根完全融合，也可以形成冠部融合而根部分离，或冠部分离而根部融合，故选D。结合牙是两个或两个以上基本发育完成的牙齿，由于牙齿拥挤或创伤，使两个牙根靠拢，由增生的牙骨质将其结合在一起。结合牙牙本质是分开的。不选E。

【破题思路】

融合牙	定义：由两个正常牙胚的牙釉质或牙本质融合在一起而成的
	牙齿数目减少

(13～14题共用题干)
患儿，女，6岁3个月，主诉下前牙长出"双层牙"，求治

13. 常见应考虑的诊断是
A. 牙瘤   B. 多生牙   C. 乳牙滞留
D. 乳牙下沉   E. 恒牙早期

【答案】C

14. 引起乳前牙区"双层牙"的常见原因是
A. 恒牙错位   B. 恒牙过早萌出
C. 恒牙向前庭方向运动不充分   D. 乳牙牙根与牙槽骨发生骨性粘连
E. 在乳牙牙根吸收过程中，新的牙骨质和牙槽骨沉积

【答案】C

【解析】混合牙列期，最常见的是下颌乳中切牙滞留，后继之恒中切牙于舌侧萌出，乳牙滞留于唇侧，呈"双排牙"现象，13题选C。引起乳前牙区"双层牙"的常见原因是恒牙向前庭方向运动不充分，14题选C。

15. 乳牙滞留是指
A. 继承恒牙已萌出，按时脱落的乳牙   B. 乳牙牙根大部分吸收，未能脱落的乳牙
C. 乳牙牙根吸收2/3，未能脱落的乳牙   D. 恒牙未萌出，保留在恒牙列的乳牙
E. 继承恒牙缺失，未能脱落的乳牙

【答案】D

【解析】乳牙滞留是指由于牙根的吸收不足，致使乳牙不及时脱落，恒牙异位萌出。或者恒牙未萌出，保留在恒牙列中的乳牙。因此选D。

16. 牙间多生牙常引起的错殆畸形表现是
A. 开殆   B. 牙列拥挤   C. 反殆
D. 深覆殆   E. 深覆盖

【答案】B

【解析】多生牙可萌出或可埋伏在骨中；由于多生牙额外增加了牙弓的牙量，所以，经常引起邻牙的错位或阻萌，牙列拥挤。故选B。

【破题思路】多生牙——易导致牙列拥挤。

17. 上颌第一恒磨牙异位萌出的治疗中，错误的是
A. 早期发现可不处理，追踪观察
B. 如果8岁后仍不能萌出，需要矫治
C. 最简单的方法是铜丝分离法
D. 第二乳磨牙远中根完全吸收，近中根完好，可做截根
E. 若第二乳磨牙严重松动可以拔除，观察间隙变化

【答案】E

【解析】如果第一恒磨牙位于第二乳磨牙的远中深部，受第二乳磨牙牙根的影响，可将第二乳磨牙进行牙髓切断术。截去乳牙远中部分牙冠及牙根，待恒磨牙萌出后，用正畸方法将其推到正常位置。如果治疗无效，必须拔除第二乳磨牙使用间隙保持器，故选E。

【破题思路】第二乳磨牙严重松动——拔除——间隙保持器。

18. 恒牙迟萌的原因中哪项较罕见
A. 乳牙早失
B. 多生牙、牙瘤、囊肿
C. 颅骨锁骨发育不全
D. 乳牙滞留
E. 牙胚发育畸形

【答案】C

【解析】恒牙迟萌的病因：①儿童因为外伤或严重龋坏，导致乳牙过早脱落，儿童习惯用牙龈咀嚼，使局部的牙龈增生角化，坚硬肥厚，导致恒牙萌出困难，另外乳磨牙早失后，邻牙向缺牙间隙倾斜，导致缺牙间隙缩小，恒牙萌出间隙不足也可使恒牙迟萌；②由于多生牙、牙瘤或囊肿的阻碍，造成恒牙萌出困难，此种情况只有通过X线片检查才能发现和确诊；③恒牙本身发育异常，常见于上颌中切牙，中切牙扭转、倒置或冠根呈角度都可造成恒牙迟萌甚至不萌；④遗传因素造成恒牙迟萌极为罕见，如颅骨锁骨发育不全及先天性甲状腺分泌缺乏，故选C。

19. 下列不是乳牙滞留的原因的是
A. 乳牙根吸收不足
B. 乳牙根尖病变引起骨组织破坏，使乳牙滞留原位
C. 乳牙外伤
D. 恒牙先天缺失
E. 牙齿固连

【答案】C

【解析】乳牙滞留的原因：①继承恒牙萌出方向异常，使乳牙牙根未吸收或吸收不完全；②先天缺失恒牙使乳牙根吸收缓慢；③乳牙根尖周病变破坏牙槽骨使恒牙早萌而乳牙滞留不脱落；④继承恒牙萌出无力，乳牙根不被吸收；⑤恒牙牙胚位置远离乳牙牙根；⑥某些遗传因素。乳牙外伤常导致乳牙早失，故选C。

20. 下列乳牙早失引起间隙改变，错误的是
A. 乳切牙早失，间隙变化较小
B. 乳尖牙早失，间隙易变小
C. 年龄越小间隙改变越快
D. 牙列拥挤严重，间隙容易关闭
E. 第一恒磨牙萌出前，第一乳磨牙早失，间隙很少改变

【答案】E

【解析】牙齿在牙弓中保持正确的位置是多方面力量相互作用的结果。一旦失去平衡，就会造成牙齿位置的改变。乳牙早失后缺牙间隙变小或消失，并导致继承恒牙萌出错位或阻生。乳牙过早丧失，将导致邻牙向缺牙间隙移位，对颌牙会上长或下垂，造成咬合紊乱，产生错𬌗畸形。故E叙述是错误的，答案选E。

【破题思路】

乳切牙	由于恒切牙的发育，间隙很少丧失
乳尖牙	受侧切牙萌出的压迫造成牙根吸收而早失，间隙极易变小甚至消失
第二乳磨牙	如果第一恒磨牙正在活动萌出时，磨牙间隙很容易缩小和消失
第一乳磨牙	第一恒磨牙萌出前，间隙很容易缩小和消失

21. 乳尖牙早失最常见的原因是
A. 龋齿
B. 恒尖牙阻生
C. 先天缺失

D. 侧切牙萌出时的压迫　　　　　E. 牙外伤

【答案】D

【解析】乳尖牙常受侧切牙萌出时的压迫，造成牙根吸收而早失，间隙极易变小甚至消失，致使恒尖牙错位萌出。故选D。

【破题思路】乳尖牙早失——受侧切牙萌出的压迫造成牙根吸收而早失。

22. 下列造成乳磨牙早失最多见的原因是

A. 邻面龋　　　　　B. 牙齿固连　　　　　C. 慢性牙髓炎

D. 晚期龋被拔除　　E. 外伤

【答案】D

【解析】造成乳牙早失的原因主要有：①因严重的龋病、牙髓病及根尖周病变而被拔除；②恒牙异位萌出，造成乳牙牙根过早吸收脱落；③牙齿因外伤脱落。还有一些乳牙是先天性的牙齿缺失。乳磨牙早失多见于晚期龋被拔除。故选D。

【破题思路】

乳磨牙早失原因	① 因严重的龋病、牙髓病及根尖周病变而被拔除 ② 恒牙异位萌出，造成乳牙牙根过早吸收脱落 ③ 牙齿因外伤脱落。还有一些乳牙是先天性的牙齿缺失

23. 乳牙牙根吸收的特点中正确的是

A. 乳前牙根吸收从根尖开始　　　　B. 乳磨牙从根分歧内侧壁开始吸收，各根吸收速度一致

C. 先天缺失恒牙时，乳牙根不发生吸收　　D. 乳牙根吸收1/2以上其牙髓发生退行性变

E. 乳牙牙根呈横向吸收

【答案】D

【解析】乳前牙牙根的吸收常从根尖1/3的舌侧面开始，由于后继恒牙牙胚向𬌗面和前庭方向移动，渐达乳牙根的正下方，使乳牙根呈横向吸收。有时牙根在唇侧留一薄薄的残片。乳磨牙根的吸收自根分叉的内侧面开始，斜面状地吸收。各牙根非同时、同样程度地吸收。下颌乳磨牙多为远中根比近中根先吸收，上颌乳磨牙颊侧远中根和腭根比颊侧近中根易吸收。

24. 患者，男，20天，出生时萌出下颌中切牙两颗，Ⅲ度松动，并影响患儿吮吸母乳。下面说法不正确的是

A. 乳牙早萌　　　　B. 新生期牙　　　　C. 拔除这两颗牙

D. 改变喂养方式　　E. 若引起创伤性溃疡，涂以甲紫

【答案】B

【解析】牙齿早萌是指牙齿萌出时间超前于正常萌出时间，而且萌出的牙齿发育尚不足根长1/3。乳牙早萌分为诞生牙和新生牙。诞生牙指婴儿出生时口腔内已萌出的牙齿，新生牙指出生后30天内萌出的牙齿。因此选B。

【破题思路】新生牙——出生后30天内萌出的牙齿。

25. 患儿，男，8岁5个月，乳中切牙已脱落，右上颌中切牙已萌出半年余，左上颌中切牙未见萌出，X线检查显示有左上颌中切牙牙胚。左上颌中切牙不萌出的原因不可能是

A. 乳牙病变　　　　B. 乳牙过早脱落　　　　C. 乳牙滞留

D. 局部牙龈角化增生　　E. 遗传

【答案】C

【解析】患儿乳中切牙已脱落，因此选C。

26. 患儿5岁半，左侧下颌第二乳磨牙早失，左侧下颌第一恒磨牙萌出1/3，左侧下颌第一乳磨牙已行根管治疗，并行大面积银汞充填。应做以下哪种处理

A. 带环丝圈式保持器　　　　B. 腭弓式保持器　　　　C. 全冠远中导板保持器

D. 活动功能保持器　　　　　E. 全冠丝圈式保持器

【答案】C

【解析】远中导板保持器适应证为第二乳磨牙早失，第一恒磨牙未萌出或萌出中，选C。

【破题思路】

远中导板保持器	第二乳磨牙早失，第一恒磨牙尚未萌出或萌出不足
带环（全冠）丝圈保持器	单侧或双侧单个乳磨牙早失；第二乳磨牙早失，第一恒磨牙完全萌出。如果基牙牙冠破坏较大，可以制作预成冠式丝圈保持器
充填式保持器	单个乳磨牙早失，间隙两侧的牙齿近缺隙面有邻面龋坏及牙髓需做根管治疗者
舌弓保持器 Nance腭弓式	两侧都存在第二乳磨牙或第一恒磨牙，全口多个牙缺失，近期内继承恒牙即将萌出，或不能配合配戴功能性活动保持器者

27. 患儿，9岁，检查发现第一恒磨牙、中切牙及下颌侧切牙近切缘和牙尖出现釉质缺损，推断其发生障碍的时间为

A. 胎儿10个月　　　　　　B. 出生时　　　　　　C. 出生后第一年
D. 出生后第二年　　　　　E. 出生后第三年

【答案】C

【解析】第一恒磨牙、中切牙及下颌侧切牙近切缘和牙尖出现釉质缺损，表示发育障碍发生在1岁以内。选C。

28. 患儿，3岁，胆小腼腆。前牙开𬌗，有散在间隙。此患儿有吮指的不良习惯。现阶段较好的处理是

A. 不做处理，观察　　　　　　　　　B. 手指涂抹药物以去除不良习惯
C. 固定矫治器矫治　　　　　　　　　D. 采取合适的护理和心理疏导方法
E. 严厉管教，杜绝不良习惯

【答案】D

【解析】胆小腼腆属于心理问题，可采取合适的护理和心理疏导方法，故选D。

29. 患儿，女，7岁，上颌中切牙之间的间隙很宽，经X线检查见两种切牙牙根之间有一倒置牙埋伏。最可能的诊断是

A. 畸形牙　　　　　　B. 牙齿异位　　　　　　C. 牙齿排列异常
D. 多生牙　　　　　　E. 结合牙

【答案】D

【解析】多生牙在牙列中多生一个或几个牙，较少见于乳牙列，多见于混合牙列和恒牙列，其顺序是混合牙列>恒牙列>乳牙列。发生率在1%~3%之间，最常见于上颌前牙区域。上颌发生率约为下颌8倍。最多见的多生牙是正中牙，位于两颗上颌中切牙之间。选D。

【破题思路】多生牙——X线检查。

（30~31题共用题干）
患者，男，25天，出生后几天即发现下颌萌出一颗牙齿。

30. 最准确的诊断是

A. 诞生牙　　　　　　B. 新生牙　　　　　　C. 乳牙结构异常
D. 乳牙异位萌出　　　E. 畸形牙

【答案】B

31. 临床表现不可能的是

A. 额外牙　　　　　　B. 正常牙　　　　　　C. 牙根尚未发育
D. 极度松动　　　　　E. 上皮珠

【答案】E

【解析】乳牙早萌分为诞生牙和新生牙。诞生牙指婴儿出生时口腔内已萌出的牙齿，新生牙指出生后30天内萌出的牙齿。因此30题选B。诞生牙和新生牙多数是正常牙，少数是多生牙，牙根尚未发育或根发育很少，且只与黏骨膜联结而无牙槽骨支持，松动或极度松动。大多数婴儿在出生后4~6周时，口腔上腭中线两侧和齿龈边缘出现一些黄白色的小点，很像是长出来的牙齿，俗称"马牙"或"板牙"，医学上叫作上皮珠。因此31题选E。

（32～34题共用备选答案）
A. 631 | 136
B. 上颌 6
C. 下颌 5
D. 上颌 3
E. 上颌 2

32. 畸形中央尖可见于
【答案】C

33. 畸形舌尖多见于
【答案】E

34. 釉质发育障碍发生在 1 岁以内的累及的牙齿为
【答案】A

【解析】畸形中央尖最多见于下颌第二前磨牙，其次为下颌第一前磨牙。32题选C。畸形舌侧尖多见于恒牙，上颌侧切牙多见，其次是上颌中切牙。33题选E。第一恒磨牙，中切牙及下颌侧切牙近切缘和牙尖出现釉质缺损，表示发育障碍发生在 1 岁以内。34题选A。

（35～37题共用备选答案）
A. 乳牙滞留
B. 牙齿迟萌
C. 乳牙早萌
D. 乳牙早失
E. 融合牙

35. 乳牙松动不脱落，继承恒牙从其舌侧萌出的现象是
【答案】A

36. 婴儿出生时口腔内有一颗小牙齿属于
【答案】C

37. 萌出间隙变小，邻牙缺隙处倾斜，恒牙不能正常萌出的原因是
【答案】D

【解析】乳牙至替换期仍不脱落称为乳牙滞留，35题选A。在出生时或生后不久即萌出的乳牙属于乳牙早萌，36题选C。乳牙过早脱落，引起间隙改变，造成咬合关系紊乱，恒牙不能正常萌出，37题选D。

第五单元　牙外伤

1. 关于乳牙外伤不正确的是
A. 多发生在2～4岁儿童
B. 年轻恒牙外伤发生率高于乳牙
C. 多发生在室内
D. 牙齿移位较常见，约占乳牙外伤的80%
E. 乳牙外伤中，以冠折多见

【答案】E

【解析】乳牙外伤多发生在1～2岁儿童，近年来有学者报道2～4岁儿童乳牙外伤有增加趋势。不选A。年轻恒牙外伤发生率高于乳牙，不选B。乳牙外伤造成牙齿移位较常见，特别是刚萌出的乳牙，表现为嵌入脱出，唇舌向移位及不完全脱出等，约占乳牙外伤80%。不选D，选E。

【破题思路】

乳牙	乳牙外伤多在室内	1～2岁儿童	外伤牙齿移位多见
年轻恒牙	年轻恒牙外伤多在室外	7～9岁儿童	

2. 乳牙移位正确的处理是
A. 将移位乳牙复位以后，一般预后较好
B. 发现牙髓或根尖感染时应及时拔牙
C. 乳牙嵌入牙槽应拉出复位
D. 乳牙部分脱出牙槽窝，复位后易松动，应拔牙
E. 乳牙全脱出，一般不再植

【答案】E

【解析】移位乳牙复位预后取决于该牙移位程度和松动度，不选A。发现牙髓或根尖感染时应行牙髓摘除术，不选B。乳牙部分脱出牙槽窝，对于移位不严重，可顺利复位的牙齿，可考虑复位后固定，定期复查，不选D。乳牙全脱出，一般不再植，选E。是否保留挫入乳牙取决于挫入程度和牙根与恒牙胚的关系，如果挫入1/2以内，未伤及恒牙胚，不做处理，观察其自动再萌出。严重挫入，应及时拔除，不选C。

【破题思路】

乳牙脱位	处理
嵌入性脱位	乳牙嵌入时影响了恒牙胚，立即拔除；不影响恒牙胚，观察
部分脱位	复位固定；复位后松动严重，应拔牙
完全性脱位	不进行再植术

3. 牙齿震荡主要影响
A. 牙釉质
B. 牙本质
C. 牙周膜
D. 牙骨质
E. 牙髓

【答案】C

【解析】牙齿震荡是单纯牙齿支持组织损伤，故主要影响牙周膜，选C。

【破题思路】牙齿震荡——牙周膜的轻度损伤。

4. 牙齿完全脱出后，不适宜的处理方法是
A. 应立刻做再植术
B. 将牙齿保存于牛奶中
C. 再植前彻底刮除根面的污物
D. 无须即刻进行牙髓治疗
E. 固定时间一般为7～10天

【答案】C

【解析】再植前用生理盐水冲洗患牙表面污物，不能刮根面，会损伤牙周膜，故选C。

【破题思路】牙齿完全脱出再植前——生理盐水冲洗。

5. 外伤牙齿多发生于
A. 上颌中切牙　　　　　　B. 下颌中切牙　　　　　　C. 上颌侧切牙
D. 下颌侧切牙　　　　　　E. 第二乳磨牙
【答案】A
【解析】外伤牙齿多发生于上颌中切牙，故选 A。

【破题思路】外伤牙齿——上颌中切牙常见。

6. 牙齿完全脱出后，公认为较好而且易得的储存液体是
A. 血液　　　　　　　　　B. 生理盐水　　　　　　　C. 组织培养液
D. 牛奶　　　　　　　　　E. 唾液
【答案】B
【解析】公认为较好而且易得的储存液体是生理盐水。

【破题思路】

牙齿储存	生理盐水较好且最易获得，其他液体如血液、组织培养液和唾液等。

7. 患者，4 岁。因外伤左上乳中切牙内陷移位，牙龈无明显撕裂伤，牙槽突无折断，X 线片显示：恒牙胚未受波及。正确的处理是
A. 立即复位固定　　　　　B. 立即拔除　　　　　　　C. 定期复诊观察
D. 牵引复位　　　　　　　E. 不做处理
【答案】C
【解析】患儿牙龈无明显撕裂伤，牙槽突无折断，恒牙胚未受波及，故无须特殊处理，但应定期复诊观察。立即复位固定可能造成牙周感染；该牙无须立即拔除，若随访时发现该乳牙不能自行萌出则应予以拔除，以免影响恒牙的发育；上乳中切牙一般从 5 岁开始替换，此时无须牵引复位。故选 C。

【破题思路】乳牙嵌入性脱位，恒牙胚未受影响——观察。

8. 乳牙外伤正确的是
A. 应尽量保留患牙到替牙期
B. 嵌入移位，均需复位
C. 完全脱位时，需做再植术
D. 受伤当时应用电活力测试仪检查牙髓状况
E. 为不影响恒牙萌出应尽快拔除外伤乳牙
【答案】A
【解析】嵌入移位，未伤及恒牙胚，不做处理，观察其自动萌出，不选 B、E。乳牙完全脱位时，一般不再植，不选 C。受伤当时应用电活力测试仪会出现假阴性，不选 D。对于距替换时间较长的患牙，在不影响继承恒牙牙胚发育且患儿和家长能够配合的情况下，应尽量保留患牙，故选 A。

9. 乳牙外伤的最大影响是
A. 影响美观　　　　　　　B. 影响咀嚼　　　　　　　C. 影响发音
D. 影响继承恒牙　　　　　E. 影响颌骨发育
【答案】D
【解析】乳牙外伤的最大影响是影响继承恒牙。乳牙外伤时一定要评估其对恒牙胚的影响。乳牙挫入对恒牙胚的危害最大。故选 D。

【破题思路】乳牙外伤的最大影响——继承恒牙。

10. 对恒牙胚影响较大的乳牙外伤为
   A. 牙齿震荡　　　　　　　B. 全脱出　　　　　　　　C. 挫入
   D. 冠折　　　　　　　　　E. 根折

【答案】C

【解析】乳牙外伤的治疗一定要考虑外伤对恒牙发育的影响，其中挫入即牙齿嵌入牙槽骨中，乳牙牙根下方就是恒牙胚，恒牙胚周围骨板受到创伤，嵌入的牙根如果朝向恒牙胚有可能影响恒牙发育，造成釉质发育不全、牙根弯曲埋伏阻生等，故选C。

11. 乳牙外伤好发年龄为
   A. 出生～8个月　　　　　B. 1～2岁　　　　　　　　C. 3～4岁
   D. 5～6岁　　　　　　　　E. 7～9岁

【答案】B

【解析】该题考核乳牙外伤年龄。1～2岁孩子刚学会走路容易摔倒或撞在物体上引起牙外伤。7～9岁是恒牙外伤高发年龄，故选B。

【破题思路】乳牙外伤好发年龄——1～2岁。

12. 女，15岁。1年前前牙碰伤未治，近3日牙龈肿痛不能咬物。查右上1，牙冠近中切角折断，牙冠变黑，叩痛（++），Ⅰ度松动，唇侧牙龈红肿。该患牙应诊断为
   A. 外伤冠折　　　　　　　B. 牙髓坏死　　　　　　　C. 慢性牙髓炎
   D. 急性根尖炎　　　　　　E. 慢性根尖炎

【答案】D

【解析】患者近3日牙龈肿痛不能咬物。查1，叩痛（++），Ⅰ度松动，唇侧牙龈红肿。故选D。

【破题思路】牙龈肿痛，叩痛（++），Ⅰ度松动——急性根尖炎。

13. 患儿，9岁。左上1冠折1/3，露出鲜红牙髓，叩（+），不松，牙龈无明显异常，X线片示：未见根折，根尖呈喇叭口状。治疗宜选择
   A. 间接盖髓术　　　　　　B. 直接盖髓术　　　　　　C. 活髓切断术
   D. 根管治疗　　　　　　　E. 干髓术

【答案】C

【解析】患儿冠折露髓，根尖未发育完全，为促进牙根发育选择活髓切断术，故选C。

【破题思路】年轻恒牙外伤露髓——活髓切断术。

14. 男孩，12岁。半年前上前牙外伤，冠折露髓未治疗，现因唇侧牙龈肿就诊。医师必须做检查是
   A. 叩诊　　　　　　　　　B. 查松动度　　　　　　　C. 温度测验
   D. X线片检查　　　　　　E. 牙周袋探诊

【答案】D

【解析】牙外伤治疗前的X线片对于诊断和治疗方案选择非常重要；对外伤牙摄X线牙片，确认患牙有无根折及根折部位、移位和牙槽有无损伤。该患者应立即行X线片检查，根据检查结果确立进一步处理方案。故选D。

【破题思路】外伤检查——X线片。

15. 男，8岁，骑自行车意外摔倒，大门牙脱出口腔，掉在地上，嘴唇磕破、出血。患儿及家长采取何种措施有利于医师治疗
   A. 出血伤口涂上云南白药，若能止血，回家观察
   B. 马上到就近医院清理伤口
   C. 捡起牙齿，干净的软纸包裹立即医院治疗
   D. 用水和软刷把捡回的牙齿擦干净，立即就诊

E. 把牙泡在牛奶或含在口中立即到医院就诊

【答案】E

【解析】此题考查全脱出牙齿的储存。首先一定要找回牙齿，其次要在湿润环境下储存，如生理盐水、牛奶、唾液等，切忌干燥，另外，不要损伤牙齿牙根表面（牙周膜），故选E。

【破题思路】	
牙齿储存	储存条件和储存时间的长短至关重要。生理盐水较好且最易获得，其他液体如血液、组织培养液、和唾液等。切忌干燥
清洁患牙	应用生理盐水清洗患牙
清洗牙槽窝	应用生理盐水冲洗牙槽窝

16. 男，12岁。2天前碰伤右上前牙，自觉有伸长感。检查牙轻微松动，牙髓活力试验同正常牙，轻度叩痛，无咬合创伤。诊断为

　　A. 牙齿震荡　　　　　　　B. 半脱出　　　　　　　C. 侧方移位
　　D. 亚脱位　　　　　　　　E. 根尖周炎

【答案】A

【解析】该题考核的知识点是区别牙齿外伤中的牙震荡和牙脱位。自觉牙有伸长感，牙冠无缺损，轻微松动和叩痛，牙髓活力测验同正常牙；虽然自觉牙有伸长感，但无创伤，上述临床表现都是牙震荡的诊断指标。牙脱位在临床检查时牙齿有明显松动，牙齿无位置改变，牙髓活力试验正常，因此不支持其他干扰答案的诊断。

【破题思路】前牙外伤伸长感，排除牙折牙移位——牙齿震荡。

17. 女孩，13岁。三天前上中切牙外伤，现咬物痛。查：左上中切牙牙冠完整，叩（+），电测无活力，Ⅰ度松动，扪（−），龈无红肿。X线示根折线在根尖1/3处。处置应是

　　A. 调𬌗观察　　　　　　　B. 盖髓治疗　　　　　　　C. 活髓切断
　　D. 根管治疗　　　　　　　E. 患牙拔除

【答案】A

【解析】根尖1/3处根折由于不容易感染，愈后较好。如无明显松动，只需嘱患儿禁用受伤部位咀嚼，为防二次创伤，可进行调𬌗，不用固定，定期追踪复查。而盖髓治疗、活髓切断则适用于有牙髓病的患儿。根管治疗适用于牙冠折断，牙髓暴露的病例；也可用于近冠1/3根折及根中1/3根折复诊牙髓已失去活力或牙髓坏死的病例。年轻恒牙应尽量保留，一般不应拔除患牙。故本题选A。

【破题思路】根尖1/3折断——调𬌗观察。

18. 女，2岁。上前牙外伤半小时就诊。左上乳切牙挫入，牙冠向唇侧倾斜，不松动，牙龈淤血。患儿哭闹，无法拍摄根尖片。下一步的处理方法是

　　A. 观察　　　　　　　　　B. 根管治疗　　　　　　　C. 局麻下复位固定
　　D. 3个月后牵引复位　　　E. 拔除

【答案】E

【解析】该题考核乳牙外伤挫入的治疗原则。恒牙胚多在乳牙根的腭侧，如果乳牙挫入牙冠向唇侧倾斜，则牙根向腭侧移位，有可能对恒牙胚造成影响，因此应该拔除患牙。如果乳牙牙冠向舌侧倾斜，则牙根有可能远离恒牙胚，可以观察自行萌出，不主张复位造成二次创伤。幼小患儿如果不合作，无法完成治疗可以拔除外伤牙，故选E。

【破题思路】患儿哭闹不配合——拔除外伤牙。

19. 女孩，10岁。上颌前牙碰伤两小时。查：右上1近中切角切断，牙本质暴露，未见穿髓点，有探痛，叩痛（±），不松，牙齿无移位，牙周膜和牙槽骨未见异常。临床治疗应采用

　　A. 间接盖髓术　　　　　　B. 直接盖髓术　　　　　　C. 根管治疗

D. 光固化修复 E. 活髓切断术

【答案】D

【解析】光固化修复由树脂按照牙体外形形成贴面后，通过光固化作用使树脂固化于牙体表面，主要用于前牙的修复，常用于贴面、龋洞充填、缺损修补、牙冠制作等。该患者近中切角切断，有轻度刺激症状，余均未见明显异常，可选用光固化修复。故选D。牙体缺损但未损伤，牙髓无明显症状，可以考虑光固化修复。

【破题思路】牙体缺损但未损伤，牙髓无明显症状，可以考虑光固化修复。

20. 女，8岁。上前牙外伤1周后就诊。右上中切牙冠折2/3，近中达龈下1mm，露髓处探诊不疼痛，出血暗红，叩诊（+），Ⅰ度松动。X线片未见根折，根发育8期。处理方法选择
   A. 氢氧化钙牙髓切断术 B. 甲醛甲酚牙髓切断术
   C. 根尖诱导成形术 D. 根管治疗术
   E. 拔除

【答案】C

【解析】该题考核根尖诱导成形术的适应证。此牙出血暗红、叩诊疼痛等表明牙髓已经感染，由于牙根发育8期，即牙根形成2/3，故选择根尖诱导成形术。

【破题思路】年轻恒牙外伤，出血暗红——牙髓感染——根尖诱导成形术。

（21～23题共用题干）

女孩，7岁。右上颌中切牙外伤冠折，切角缺损，即刻来院就诊。口腔检查发现：穿髓孔大，探痛明显，可疑叩痛。

21. 治疗首选
   A. 直接盖髓术 B. 活髓切断术 C. 拔髓术
   D. 根管治疗术 E. 塑化疗法

【答案】B

22. 进行这种治疗成功的关键是
   A. 保证患者无痛 B. 保持操作无菌 C. 止血彻底
   D. 盖髓剂的选择 E. 拔髓彻底

【答案】B

23. 若治疗成功，家长要求修复缺损的牙冠应
   A. 局麻备牙，全冠修复 B. 桩冠修复
   C. 打固位钉，复合树脂充填 D. 切角嵌体
   E. 解释病情，待患儿成年后再做修复

【答案】C

【解析】年轻恒牙牙冠折断露髓，应尽可能保持并保持生活牙髓，年轻恒牙的牙髓组织抵抗力强，若露髓孔不大且外伤时间短可作直接盖髓治疗。但临床经验表明，直接盖髓不易成功，因此可在局麻下做活髓切断术，如外伤时间较长，有牙髓炎症甚至有牙髓坏死症状时应及时做去髓治疗。年轻恒牙去根髓时应注意不损伤牙乳头，可做根尖诱导成形术。由于患儿穿髓孔大，探痛明显且即刻来院就诊最优选活髓切断术，21题选B。活髓切断术应用于深龋、部分冠髓牙髓炎、前牙外伤冠折露髓的牙齿。由于患者前牙因外伤露髓但暴露时间短，应无细菌，牙髓断面洁净无菌，为保存生活牙髓，保护牙乳头，在操作过程中应严格无菌操作，22题故选B。因患儿未满18周岁，根尖发育未完全，不能行桩冠修复。但前牙缺损影响美观，会给儿童心理造成一定的压力。所以最好是打固位钉，复合树脂充填，23题故选C。

【破题思路】

年轻恒牙外伤穿髓孔大	检查	治疗	成功的关键	修复
	X线片	活髓切断术	无菌操作	复合树脂充填

(24～27题共用题干)

患儿，8岁，上前牙外伤折断1h。局部检查右上中切牙牙冠斜折，切角缺损，牙髓暴露，触痛明显，松动（-）。

24. 哪项检查对确定患牙治疗方案最有帮助
A. 牙髓活力电测定　　　　　　　　　　B. 根尖X线片
C. 全景曲面断层片　　　　　　　　　　D. 咬合关系检查
E. 冷热测验
【答案】B

25. 检查中，最有可能发现的情况是
A. 冷热测验反应敏感　　　　　　　　　B. 牙髓坏死，探触牙髓无反应，电活力测试（-）
C. 咬合关系紊乱　　　　　　　　　　　D. X线片示根尖孔呈喇叭口状
E. 牙周袋很深，唇侧牙龈瘘管
【答案】D

26. 首选的治疗是
A. 盖髓术　　　　　　　　　　　　　　B. 根管治疗+桩冠修复
C. 牙髓摘除术　　　　　　　　　　　　D. 根尖诱导成形术
E. 活髓切断术
【答案】E

27. 若治疗成功，家长要求修复缺损的牙应
A. 嵌体修复　　　　　　　　　　　　　B. 局麻备牙，全冠修复
C. 备洞，银汞充填　　　　　　　　　　D. 支架固位，光敏树脂修复
E. 解释病情
【答案】D

【解析】一般的牙髓活力电测定不适于乳牙和年轻恒牙。根尖X线片检查是常用的牙外伤检查手段，可以判断牙齿的整体情况。咬合关系检查是否存在咬合创伤。冷热测验不适合低龄儿童和非合作儿童，热测避免烫伤。故24题选B。患牙为年轻恒牙，牙齿未发育完成，根尖孔呈喇叭口状。故25题选D。活髓切断术是除去已有病变的冠髓，保留健康根髓的治疗方法。适用于乳牙、年轻恒牙，深龋去除腐质露髓，不适于盖髓时，或有过牙齿疼痛病史的磨牙、前磨牙；年轻恒牙牙根尚未完全发育完成的单根管牙，因外伤牙冠折断露髓，或意外穿髓孔较大者，活髓切断术是年轻恒牙露髓后的首选，故26题选E。年轻恒牙冠折造成切角缺损后牙齿最大直径变小，需要及时修复外形，常采用即刻光固化复合树脂修复，故27题选D。待患儿成年后再做修复。

(28～30题共用题干)

患儿，女，6岁半。患儿半年前摔伤上前牙，未做治疗。近1个月发现上前牙牙齿变黑。检查：牙面暗褐色，龋齿极浅，釉质表面有裂纹。叩痛（±），松动Ⅰ度。龋深，探及穿髓孔，叩痛（±），松动Ⅰ度，牙龈略红。X线显示根分歧有局限性，低密度影，3牙囊完整，牙根刚开始发育，上方骨板较厚。

28. 上前牙变色的原因可能是
A. 龋齿　　　　　　　　B. 外伤　　　　　　　　C. 发育异常
D. 创伤　　　　　　　　E. 牙髓感染
【答案】B

29. 上述的诊断是
A. 深龋　　　　　　　　B. 可复性牙髓炎　　　　C. 慢性牙髓炎
D. 慢性根尖周炎　　　　E. 牙周炎
【答案】D

30. 如果X线显示，根分歧有广泛性低密度影，3牙根刚开始发育，牙囊不完整，上方骨板破坏，治疗措施是
A. 口服消炎药　　　　　B. 根管治疗　　　　　　C. 干髓术
D. 拔除　　　　　　　　E. 牙根刮治术
【答案】D

【解析】外伤牙齿震荡后牙髓坏死使牙齿变色，28题故选B。从临床表现主要是X线片显示低密度影可诊断是慢性根尖周炎，29题故选D。如果病变侵及恒牙胚应该拔除乳牙，30题故选D。

【破题思路】	
上前牙变色	牙髓坏死
X线显示根尖低密度影	慢性根尖周炎
牙囊不完整，上方骨板破坏	恒牙胚受到影响，拔除乳牙

(31～32题共用题干)

患儿，女，8岁。右上前牙撞在自行车车把上，牙齿折断1h后就诊。检查：右上中切牙牙冠折断2/3，近中髓角暴露，叩诊（+），不松动。颌骨关节软组织均未见损伤。

31. 初诊临床做的重要检查是
A. 牙髓探诊　　　　　　　B. 牙周探诊　　　　　　　C. 拍摄X线片
D. 电活力测验　　　　　　E. 咬合检查
【答案】C

32. 未见根折，牙根发育8期，无咬合创伤，应选择治疗
A. 观察　　　　　　　　　B. 直接盖髓术　　　　　　C. 活髓切断术
D. 根尖诱导成形术　　　　E. 牙髓摘除术
【答案】C

【解析】年轻恒牙外伤最重要的检查是X线片。检查牙根发育状况，有无根折、脱出。外伤当时避免做电活力检查以免损伤牙髓。咬合检查也很重要，但最重要的检查还是X线片，故31题选C。右上中切牙牙冠折断2/3，近中髓角暴露，牙根发育8期，说明牙根未完全形成，故选择活髓切断术，32题选C。

【破题思路】		
年轻恒牙外伤	检查	治疗
	X线片	活髓切断术

(33～34题共用备选答案)
A. 年轻恒牙冠折牙本质暴露　　B. 年轻恒牙根折　　　　C. 全脱位半小时的恒牙
D. 乳牙嵌入　　　　　　　　　E. 乳牙牙齿震荡

33. 需氢氧化钙护髓的牙外伤
【答案】A

34. 需做再植术的是
【答案】C

【解析】年轻恒牙牙本质薄，离髓腔近，外界刺激会通过牙本质小管传入牙髓，所以年轻恒牙冠折牙本质暴露，不论暴露程度，一定要进行护髓治疗，故33题选A。年轻恒牙根折的治疗原则是使断端复位，固定患牙，消除咬合创伤。乳牙嵌入不应拉出复位，以避免二次创伤。如嵌入乳牙不能自行萌出，说明与牙槽骨固连，为避免影响恒牙萌出，应拔除。乳牙牙齿震荡可能产生牙髓病变，应根据年龄和具体情况考虑牙髓治疗或拔牙。全脱位恒牙在15～30min内再植成功率较高，故34题选C。

(35～38题共用备选答案)
A. 牙髓切断术　　　　　　B. 再植术　　　　　　　C. 固定术
D. 定期观察　　　　　　　E. 牙髓摘除术

35. 乳牙冠折露髓牙根未完全形成
【答案】A

36. 乳牙根折松动
【答案】C

37. 乳牙全脱位
【答案】D

38. 乳牙牙震荡后变褐色
【答案】E

【解析】乳牙冠折且牙根未完全形成，对露髓时间短（24h内），可采取部分冠髓切断术或冠髓切断术。乳牙根尖1/3折断时，牙齿一般只有轻微松动，可让患儿避免使用患牙咬合2～3周，不做其他处理，根尖部断端常被生理性吸收。一般手术后复查若出现牙髓感染则行牙髓摘除术。若中部折断冠方牙齿极度松动，应拔除冠部断端，避免极度松动的牙齿脱落被患儿误吸。如果患儿配合良好，冠部断端没有严重移动，考虑固定，但效果不肯定，通常会乳牙早失。乳牙全脱位一般不再植，定期观察恒牙发育情况。乳牙牙震荡后变褐色说明牙髓已经坏死，此时行牙髓摘除术。

口腔黏膜病学

第一单元　口腔黏膜感染性疾病

1. 对Ⅰ和Ⅱ型单纯性疱疹病毒有高度选择性的抗病毒药是
   A. 利巴韦林　　　　　　　B. 干扰素　　　　　　　　C. 聚肌胞
   D. 阿昔洛韦　　　　　　　E. 胸腺素

【答案】D

【解析】单纯性疱疹是由单纯性疱疹感染引起，单纯疱疹的治疗应为全身抗病毒治疗、局部治疗、对症和支持治疗及中医中药治疗。利巴韦林为合成的核苷类抗病毒药，对呼吸道合胞病毒（RSV）具有选择性抑制作用，选项A正确。干扰素（IFN）是一种广谱抗病毒剂，作用无特异性，对多数病毒均有一定抑制作用，选项B错误。聚肌胞为一种干扰素诱导剂，在体内细胞诱导下产生干扰素，有类似干扰素的作用，故有广谱抗病毒和免疫调节功能，用于病感染性疾病和肿瘤的辅助治疗，选项C错误。胸腺素可增强细胞免疫功能，选项E错误。

2. 用于鉴别疱疹样口疮与疱疹性口炎的重要的一项是
   A. 预后好坏　　　　　　　B. 病损大小　　　　　　　C. 疼痛程度
   D. 有无皮损　　　　　　　E. 针刺反应

【答案】D

【解析】疱疹性口炎好发于婴幼儿，急性发作，全身症状较重，成簇的小水疱，破溃后成为大片的浅表溃疡，损害遍及口腔黏膜各处包括牙龈、上腭、舌、颊和唇黏膜，可伴皮肤损害；疱疹样口疮好发于成人，反复发作，全身反应较轻，为散在的小溃疡，无发疱期，损害仅限于口腔非角化黏膜，无皮肤损害，两者可通过有无皮肤损害鉴别，选项D正确。预后的好坏、病损大小以及疼痛程度不能用于鉴别疱疹样口疮与疱疹性口炎，ABC均无法鉴别。针刺反应为白塞病的特征性表现，不能鉴别疱疹样口疮与疱疹性口炎，选项E错误。

3. Ⅰ型单纯疱疹病毒复发感染的常见部位是
   A. 颊黏膜　　　　　　　　B. 舌背黏膜　　　　　　　C. 舌腹及舌侧缘黏膜
   D. 唇黏膜　　　　　　　　E. 唇红及周缘皮肤

【答案】E

【解析】单纯疱疹病毒分为Ⅰ型单纯疱疹病毒和Ⅱ型单纯疱疹病毒。Ⅰ型单纯疱疹病毒主要引起口腔黏膜、咽、口周皮肤、面部、腰以上皮肤黏膜及脑的感染；Ⅱ型疱疹病毒主要引起腰部以下的皮肤黏膜及生殖器的感染。

4. 患者，女，70岁，口角糜烂疼痛不适数周，检查见全口牙齿缺失多且余留牙磨耗严重，口角区皮肤皱褶多，潮湿、发白、皲裂、糜烂，结薄痂。渗出物涂片见较多菌丝。诊断为
   A. 白斑　　　　　　　　　B. 念珠菌性口角炎　　　　C. 唇疱疹
   D. 盘状红斑狼疮　　　　　E. 慢性唇炎

【答案】B

【解析】此题诊断为"口角炎"。特征表现是"湿白、糜烂"，此特征也是口角炎的关键字眼，在题干中见到此关键字眼，首先应想到的诊断是口角炎，再结合题干中给的相关信息，如"涂片检查见菌丝"，由此可诊断为念珠菌性口角炎。白斑，为吸烟男性较多见，可发生在口腔黏膜的任何部位，常以颊黏膜多见，涂片检查无菌丝出现。唇疱疹，非真菌性疾病，故排除。盘状红斑狼疮，是自身免疫性疾病，女性多见，损害可发生在皮肤或口腔黏膜处。口腔损害特征常表现为圆形或椭圆形的红斑，周围有放射状排列的白色细短条纹；皮肤损害以头面部最常见，特征表现为蝴蝶斑，上可附有鳞屑，将鳞屑取下可见"角质栓"。慢性唇炎，又称为慢性非特异性唇炎，多与长期持续性刺激有关，也有可能和精神因素有关。

5. 患者，女性，64岁，口角及黏膜疼痛不适，影响进食活动。已戴全口义齿两年，经检查确诊为义齿性口炎和念珠菌性口角炎，下列治疗措施不妥的是
   A. 2%小苏打溶液含漱　　　B. 口服西地碘　　　　　　C. 口服制霉菌素
   D. 口服氟康唑　　　　　　E. 口服泼尼松

【答案】E

【解析】泼尼松等糖皮质激素药物不能用于口腔念珠菌病的治疗，这样会加重病情。治疗真菌性疾病应使用2%～4%碳酸氢钠或是制霉菌素等。义齿性口炎常伴有念珠菌性口角炎，发生概率为30%。

6. 患者，女性，50岁，下唇唇红覆盖有灰白色鳞屑，唇红及口角区皲裂、出血。脱落上皮直接涂片PAS染色发现假菌丝和孢子，最可能的诊断是
   A. 腺性唇炎	B. 慢性唇炎	C. 盘状红斑狼疮
   D. 念珠菌性唇炎	E. 史-约综合征

【答案】D

【解析】题干中所提及题眼关键字眼为"假菌丝和孢子"，由此可直接诊断为念珠菌性疾病。再来根据题干中所给出的临床表现，进行明确诊断。"下唇唇红覆盖有灰白色鳞屑，唇红及口角区皲裂、出血"临床表现最终定格在"口唇"，故明确诊断为"念珠菌性唇炎"。腺性唇炎下唇多见，唇部可有不同程度的肿胀肥厚，患部有明显的肿胀感。慢性唇炎又称慢性非特异性唇炎，常与精神因素或长期持续性刺激有一定的关系。盘状红斑狼疮是一种自身免疫性疾病，可发生在皮肤和黏膜上，最常发生在头面部的皮肤，可呈蝴蝶斑；而在黏膜好发于下唇部，为"日光放射状条纹"。史-约综合征是多形性红斑的重型表现，属于超敏反应性疾病，常见的致敏药物包括：磺胺类药物、抗惊厥药物、非甾体消炎药及嘌呤醇。此病有自限性，一般4～6周可痊愈。

7. 带状疱疹是
   A. 急性感染性疾病	B. 慢性感染性疾病	C. 自身免疫性疾病
   D. 变态反应性疾病	E. 免疫缺陷病

【答案】A

【解析】本题知识点为带状疱疹病因。带状疱疹是水痘-带状疱疹病毒引起的急性感染性疾病。首先可排除慢性感染性疾病B，带状疱疹不属于免疫缺陷病、自身免疫性疾病和变态反应性疾病，排除C、D和E，本病属于急性感染性疾病，故选A。带状疱疹是由水痘-带状疱疹病毒所导致的皮肤和黏膜感染性疾病。疾病特点是沿着神经单侧分布的疱疹，疼痛明显。成人感染此病毒可表现为带状疱疹，儿童感染此病毒可表现水痘。自身免疫性疾病可包括：天疱疮、盘状红斑狼疮、类天疱疮、白塞综合征、赖特综合征。变态反应性疾病包括：药物过敏性口炎、血管性水肿、多形性红斑、接触性过敏性口炎。免疫缺陷病包括：艾滋病。

8. 男，46岁。左侧颜面部起疱，左侧口腔溃疡2天，检查左颊部皮肤发红可见成簇小水疱，呈带状排列。左侧下唇内侧黏膜和颊黏膜广泛糜烂，右颊部皮肤黏膜未见病损，本病的致病性微生物是
   A. 单纯疱疹病毒	B. 柯萨奇病毒	C. 水痘-带状疱疹病毒
   D. 人乳头瘤病毒	E. 巨细胞病毒

【答案】C

【解析】此题是问题型考题，须先做出诊断后选择致病病毒。题中提及"左侧"面部起疱，属单侧发生病损，而右侧并未见小水疱发生，所以可排除单纯疱疹病毒、柯萨奇病毒、人乳头瘤病毒，选择C。单纯疱疹可分为原发性和复发性单纯疱疹，而原发性常发生在口腔黏膜，且6岁以下孩子较多见，尤其是6个月至2岁的儿童更多见。复发性单纯疱疹常发生于成人，一般以口唇疱疹为常见类型，常见的复发诱因：阳光、局部机械刺激、疲劳、免疫功能下降、感冒发热、月经、情绪紧张等。由柯萨奇病毒引起的疾病常考的是手足口、疱疹性咽峡炎，两病分别是由柯萨奇病毒A16和肠道病毒EV71（手足口）、柯萨奇病毒A4（疱疹性咽峡炎）。人乳头瘤病毒可引起尖锐湿疣，此病属于性传播疾病。

9. 女，77岁，无牙颌，全口总义齿修复8年，近来感义齿不合适，口角疼痛。检查见双口角湿白皲裂，上腭义齿承托区黏膜充血发红。应进一步做的检查是
   A. 尿常规	B. 血常规检查	C. 口角湿白区涂片
   D. 口角病损区活检	E. 血清学检查

【答案】C

【解析】通过戴用义齿，上腭义齿承托黏膜充血发红，口角湿白皲裂这些临床表现，临床印象为口腔念珠菌病，口腔念珠菌病的临床常用检查方法是涂片及培养检查念珠菌，所以C正确。尿常规，血常规检查，血清学检查均意义不大，检查是否癌变才需要用到活检。

念珠菌病相关分型

伪膜型念珠菌病（鹅口疮/雪口病）		多见于婴幼儿。表现为乳白色绒状伪膜
急性红斑型（萎缩型）念珠菌病（抗生素口炎）		多见于用抗生素、激素后的患者。表现为黏膜上出现外形弥散的红斑
慢性红斑型（萎缩型）念珠菌病（义齿性口炎）		见于使用义齿的患者。可表现为义齿承托区黏膜泛红。义齿性口炎大多数伴有念珠菌性口角炎，概率30%
慢性增殖型念珠菌病	念珠菌性白斑	表现黏膜上有白色斑块，也可表现为病损之间有红色斑块。
	念珠菌性肉芽肿	黏膜上有结节状或增生

10. 男，75岁。全口无牙，戴全口义齿近10年，因黏膜不适就诊。检查可见黏膜呈红亮色、水肿、有黄白色假膜，直接镜检见菌丝和芽孢。该患者治疗中应选用的药物为
    A. 制霉菌素	B. 氯苯那敏	C. 羟氯喹
    D. 青霉素	E. 阿莫西林
    【答案】A
    【解析】题干中见"菌丝和芽孢"直接判定为白念珠菌类疾病。此题是问题型考题，须先做出诊断后再选择药物。戴全口义齿患者的黏膜充血发红，并有黄白色假膜，涂片镜检见菌丝阳性，很容易作出义齿性口炎的诊断。义齿性口炎为口腔念珠菌病的一型，治疗应采取抗真菌的治疗措施，选项A是抗真菌药物，其他选项都不是抗真菌药物。

11. 女，2个月。啼哭，哺乳困难2周来诊。检查口腔黏膜出现白色凝乳状的斑点及斑块，可擦去，基底黏膜发红。临床应当初步诊断为
    A. 鹅口疮	B. 复发性口腔溃疡	C. 疱疹性龈口炎
    D. 球菌性口炎	E. 克罗恩病
    【答案】A
    【解析】此题仍为白念珠菌类疾病，题中可见到相关字眼"白色凝乳状"的斑点及斑块，并且可擦去。鹅口疮多见于婴幼儿，题中患者为出生2个月的婴幼儿。

12. 不属于感染性疾病的是
    A. 口腔结核	B. 复发性疱疹性龈口炎	C. 原发性疱疹性龈口炎
    D. 鹅口疮	E. 天疱疮
    【答案】E
    【解析】天疱疮属于自身免疫性疾病。而感染性疾病包括病毒感染、真菌感染、细菌感染、口腔结核。口腔结核疾病是由结核分枝杆菌感染所致的慢性传染病之一。口腔结核大多数继发于肺结核或肠结核，口腔黏膜多表现于结核性溃疡（口腔中最常见的继发性结核损害）、结核性肉芽肿。疱疹性口炎是感染HSV病毒所引起的原发性或复发性疾病，原发性疱疹性龈口炎多见于6岁以下的儿童，6个月至2岁的儿童更为多见；复发性疱疹性龈口炎多见于成人。鹅口疮属真菌性感染，病损区域可呈白色凝乳状的斑点及斑块，并且可擦去。天疱疮是自身免疫性疾病，其中寻常型是最常见的一种分型。

13. 服用氟康唑适宜治疗
    A. 口腔结核	B. 带状疱疹	C. 球菌性口炎
    D. 口腔念珠菌病	E. 急性疱疹性龈口炎
    【答案】D
    【解析】氟康唑、酮康唑、伊曲康唑、制霉菌素是用于治疗真菌性感染的疾病。所给选项中，D口腔念珠菌病是真菌感染性疾病，故选此答案。口腔结核疾病的治疗常选用抗结核药物：异烟肼、利福平、沙丁胺醇、吡嗪酰胺等。急性疱疹性龈口炎、带状疱疹治疗可选用抗病毒药物：阿昔洛韦、伐昔洛韦、利巴韦林，同时可用营养神经的药物维生素B_2。球菌性口炎的治疗可选用抗生素消炎来控制感染。

14. 唇疱疹是
    A. 自身免疫性疾病	B. 慢性感染性疾病	C. 急性感染性疾病
    D. 变态反应性疾病	E. 免疫缺陷病
    【答案】C
    【解析】考查知识点为唇疱疹的病因。唇疱疹是单纯疱疹病毒引起的急性感染性疾病，首先可排除选项A和B。本病不属于免疫缺陷和变态反应性疾病，可以排除选项D和E。本病属于急性感染性疾病。

15. Ⅱ型单纯疱疹病毒与下列哪种疾病的发生有关
    A. 水痘	B. 带状疱疹	C. 伪膜性口炎
    D. 宫颈癌	E. 鼻咽癌
    【答案】D
    【解析】疱疹性龈口炎是由HSV病毒所引起，分为Ⅰ型和Ⅱ型。HSV-Ⅰ型病毒主要引起口腔黏膜、咽、口周皮肤、面部、腰部以上的皮肤及脑的感染，如：唇癌、鼻咽癌等。HSV-Ⅱ型病毒主要引起腰部以下皮肤及生殖器的感染，如：宫颈癌。

16. 口腔黏膜及皮肤表现单侧沿神经分布的密集性疱疹的疾病是
    A. 复发性疱疹性口炎	B. 急性疱疹性龈口炎	C. 疱疹性咽峡炎
    D. 疱疹样口疮	E. 带状疱疹

【答案】E

【解析】题中可见关键字眼"单侧沿神经分布""密集性疱疹",见"单侧"或"左侧""右侧"确定性字眼,再结合题中临床表现"密集性疱疹"从而诊断为"带状疱疹"。故此题答案为E。而急性疱疹性龈口炎题中常见的临床表现是口腔黏膜任何部位可发生成簇小水疱;唇疱疹是复发性疱疹性龈口炎常见的类型,往往发生于成人口唇周围的皮肤处。疱疹性咽峡炎夏秋季多见,是病毒感染性疾病,主要是由柯萨奇病毒A4引起。疱疹样口疮又称疱疹样复发性阿弗他溃疡,临床表现为十几个或几十个直径小于2mm的溃疡。带状疱疹的特点是沿单侧神经分布的密集性小水疱,疼痛明显,愈后不复发,儿童感染VZV表现为水痘,成人感染VZV表现为带状疱疹。

17. 念珠菌性口炎在临床上可分为以下3型
A. 急性假膜型、急性红斑型、萎缩型   B. 慢性肥厚型、急性红斑型、溃疡型
C. 急性假膜型、急性红斑型、充血型   D. 急性假膜型、急性红斑型、坏死型
E. 急性假膜型、急性红斑型、慢性肥厚型

【答案】E

【解析】念珠菌性口炎在临床上可分假膜型、红斑型(萎缩型)、肥厚型(增值型)。

18. 不可用糖皮质激素治疗的疾病是
A. 天疱疮   B. 类天疱疮   C. 单纯疱疹
D. 复发性口腔溃疡   E. 多形性红斑

【答案】C

【解析】单纯疱疹性疾病是感染了HSV病毒所引起的感染性疾病。单纯疱疹病毒感染性疾病在治疗时不可选用激素药物来治疗,原因是会使病毒扩散,从而加重疾病。天疱疮、类天疱疮属于自身免疫性疾病,因天疱疮感染较重,故可使用激素来减轻患者痛苦。

19. 下面哪种菌为常见的条件致病菌
A. 白念珠菌   B. 金黄色葡萄球菌   C. 草绿色链球菌
D. 溶血性链球菌   E. 肺炎双球菌

【答案】A

【解析】白念珠菌为条件致病菌,致病力弱。金黄色葡萄球菌、草绿色链球菌、溶血性链球菌、肺炎双球菌为细菌,可引起膜性口炎。

20. 不属于口腔念珠菌病常见的临床症状为
A. 口干   B. 烧灼感   C. 疼痛
D. 溃疡   E. 味觉减退

【答案】D

【解析】口腔念珠菌病的临床常见症状主要为口干、发黏、口腔黏膜烧灼感、疼痛、味觉减退等,并无溃疡类的症状。

21. 口腔念珠菌病好发于婴幼儿的有
A. 义齿性口炎   B. 鹅口疮   C. 抗生素口炎
D. 念珠菌唇炎   E. 念珠菌口角炎

【答案】B

【解析】鹅口疮又称伪膜型念珠菌病,好发于婴幼儿,病损可发生于口腔黏膜任何部位,表现为色白如雪的柔软小斑点。义齿性口炎又称慢性红斑型(萎缩型)念珠菌病,好发于佩戴义齿的人群,病损区域可见义齿承托区黏膜广泛发红,形成鲜红色界限弥散的红斑。抗生素口炎又称急性红斑型(萎缩型)念珠菌病,多见于应用抗生素、激素后的患者,病损区域可见口腔黏膜上出现外形弥散的红斑。念珠菌口角炎可伴行义齿垂直距离降低,表现为口角潮红、湿白或皲裂。

22. 下列各项除了哪项以外不是口角炎的常见症状
A. 皮肤、黏膜充血   B. 黏膜丘疹   C. 口角湿白
D. 口角皲裂   E. 口角糜烂

【答案】B

【解析】口角炎可单侧或双侧同时发生,典型的症状常为口角湿白且糜烂。口角炎可分为急性期与慢性期,急性期的口角炎口角区常为皮肤黏膜充血、红肿,可伴有分泌物渗出、疼痛明显;而慢性期口角炎常表现为口角区皮肤及黏膜增厚呈灰白色,可有放射状裂纹的产生,但疼痛不明显。并无"黏膜丘疹"的临床表现,此特

点可见于扁平苔藓、迷脂症等疾病。

23. 口角炎的治疗原则为
A. 局部激素治疗，全身抗生素治疗
B. 全身激素治疗，局部抗生素治疗
C. 局部激素治疗，口服维生素
D. 全身激素治疗，局部维生素外用
E. 根据不同的病因选择抗菌、抗霉或补充营养的治疗

【答案】E

【解析】口角炎根茵病因可分为感染性、创伤性、接触性及营养不良性。治疗措施及用药应根据口角炎的类型所选择。

感染性口角炎	真菌性口角炎	可用氟康唑、酮康唑；如口角区有渗出可用2%～4%碳酸氢钠进行湿敷
	细菌性口角炎	可用氯己定湿敷或口服头孢克洛、林可霉素、诺氟沙星
	病毒性口角炎	局部可用氯己定液湿敷或涂布阿昔洛韦软膏
创伤性口角炎		以局部处理为主。局部冲洗或湿敷后涂布聚维酮碘
接触性口角炎		首要措施是去除过敏原，停止服用可疑药物
营养不良性口角炎		局部治疗：湿敷后去除痂皮涂布软膏。全身治疗：补充维生素、叶酸等

24. 哪种药物不能用于口腔念珠菌病的治疗
A. 2%～4%碳酸氢钠（小苏打）溶液
B. 氯己定
C. 西地碘
D. 泼尼松
E. 制霉菌素

【答案】D

【解析】口腔念珠菌病是真菌感染性疾病。治疗原则为去除诱发因素，积极治疗基础疾病。分为局部或全身治疗，局部治疗药物：2%～4%碳酸氢钠（小苏打）溶液、氯己定、西地碘（华素片：适用于混合感染，口感好。抗炎杀菌能力强）、制霉菌素、咪康唑。题干中选项可排除D，泼尼松是糖皮质激素，可用于抗炎、抗毒、抗休克、抗变态反应及增强造血功能。但感染性疾病使用激素时，均应慎重。

25. 疱疹性龈口炎多见于
A. 6个月～3岁婴幼儿
B. 学龄前儿童
C. 青少年
D. 中年人
E. 老年人

【答案】A

【解析】口腔单纯疱疹是由单纯疱疹病毒引起的病毒感染性疾病。口腔单纯疱疹可分为原发性疱疹性龈口炎（又称急性疱疹性龈口炎）和复发性疱疹性龈口炎。疱疹性龈口炎以6岁以下儿童较多见，尤其6个月至2岁的儿童更为多见；而复发性感染则成人多见。故答案选择A。

26. 疱疹性龈口炎的病因是
A. 细菌
B. 病毒
C. 真菌
D. 衣原体
E. 立克次体

【答案】B

【解析】口腔单纯疱疹是由单纯疱疹病毒引起的病毒感染性疾病。带状疱疹、手足口、疱疹性咽峡炎都属于病毒感染性疾病。

疾病名称	病毒类型
口腔单纯疱疹	HSV
带状疱疹	VZV
手足口	柯萨奇病毒A16或肠道病毒EV71
疱疹性咽峡炎	A组柯萨奇病毒

27. 治疗急性疱疹性龈口炎首选的全身药物为
A. 广谱抗生素
B. 无环鸟苷
C. B族维生素
D. 皮质类固醇
E. 口炎冲剂

【答案】B

【解析】急性疱疹性龈口炎属于病毒感染性疾病。应选用抗病毒药物进行治疗，分为全身抗病毒治疗和局部治疗。

全身抗病毒治疗	核苷类抗病毒药物	抗单纯疱疹最有效的药物主要有阿昔洛韦（无环鸟苷）、伐昔洛韦、泛昔洛韦、更昔洛韦
	广谱抗病毒药物	利巴韦林（病毒唑），妊娠早期禁用
局部治疗	0.1%依沙吖啶溶液漱口、3%阿昔洛韦软膏涂搽。氦氖激光治疗	

题干中所涉及的无环鸟苷，无环鸟苷又称阿昔洛韦，属于代表药物，用于治疗口腔黏膜病毒感染性疾病，因此答案选择B。而广谱抗生素、糖皮质激素不适用病毒感染性疾病。广谱抗生素可用于细菌感染性疾病，激素可用于天疱疮等治疗。

28. 临床怀疑口腔念珠菌感染时，首先选用的辅助诊断技术为
    A. 唾液培养　　　　　　　　B. 唾液及血清念珠菌抗体测定　　　　　　C. 血清铁及维生素
    D. 直接在病损区涂片镜检　　E. 活体组织检查
    【答案】D
    【解析】真菌感染性疾病主要依靠病史、临床特点并结合真菌学检查进行诊断。一般来说，临床常用涂片法、培养法，涂片镜检。活体组织检查可以用于慢性或肥厚性损害的真菌感染性疾病。

涂片法	直接镜检	该方法对于确定念珠菌致病性有意义，也是临床上最常用的
	革兰染色	检查结果为染色呈阳性
	PAS染色	染色后，芽孢呈红色、菌丝呈蓝色
培养法	将菌种放入培养基3～4日后，形成多数的菌落，便于进行诊断	

29. 球菌性口炎又称为
    A. 鹅口疮　　　　　　　　B. 假膜性口炎　　　　　　　　C. 急性坏死溃疡性龈炎
    D. 疱疹性口炎　　　　　　E. 口炎型口疮
    【答案】B
    【解析】此题考查的是疾病的别称，近几年考题中多以别称出现较多。鹅口疮又称雪口病、伪膜性念珠菌疾病、急性假膜型念珠菌口炎，真菌感染性疾病，引起念珠菌病的主要是白念珠菌、热带念珠菌和高丽念珠菌；假膜性口炎又称球菌性口炎，细菌感染性疾病，是由金黄色葡萄球菌、草绿色链球菌、溶血性链球菌、肺炎双球菌等引起的口腔急性损害；急性坏死溃疡性龈炎（ANUG）是微生物引起的特殊感染，在病变处可发现大量的梭形杆菌和螺旋体及中间普氏菌；疱疹性口炎是口腔单纯疱疹，是由单纯疱疹病毒（HSV）引起的口腔黏膜及口周皮肤的以疱疹为主的感染性疾病。口炎型口疮即是疱疹样阿弗他溃疡，临床表现为溃疡小，浅而多，可达十几个或几十个不等。

30. 急性疱疹性龈口炎的临床特征为
    A. 口腔黏膜散在的溃疡　　　　　　　B. 口腔黏膜出现簇集的小水疱
    C. 口腔黏膜上白色凝乳状的绒膜　　　D. 疱疹沿神经排列，不超过中线
    E. 口腔黏膜、手掌、足底出现水疱、丘疹等病损
    【答案】B
    【解析】急性疱疹性龈口炎是由口腔单纯疱疹病毒（HSV）引起的口腔黏膜或口周皮肤的以疱疹为主的感染性疾病。其特征是出现簇集性小水疱，有自限性，且易复发。所以答案选择B。口腔黏膜上出现白色凝乳状的绒膜多数是急性假膜型念珠菌性口炎（鹅口疮）；疱疹沿着神经排列，不超过中线是病毒感染性疾病——带状疱疹；口腔黏膜、手掌及足底出现病损也是病毒感染性疾病——手足口病，多见于3岁以下的幼儿。

31. 复发性单纯疱疹性口炎与复发有关的诱因不包括
    A. 局部机械损伤　　　　B. 过度疲劳　　　　C. 妇女月经期
    D. 微量元素缺乏　　　　E. 感冒
    【答案】D
    【解析】复发性单纯疱疹性口炎常见类型为唇疱疹。其常见的诱发因素中包括阳光、局部机械损伤、疲劳、免疫功能下降、感冒发热、月经、情绪紧张等。并无微量元素缺乏，所以诱因可排除D。

32. Ⅰ型单纯疱疹病毒复发感染的常见部位是
    A. 颊黏膜　　　　　　　　B. 舌背黏膜　　　　　　　　C. 舌腹及舌侧缘黏膜
    D. 唇黏膜　　　　　　　　E. 唇红及周缘皮肤
    【答案】E

【解析】单纯疱疹是由单纯疱疹病毒（HSV）引起的口腔黏膜或口周皮肤以疱疹为主的感染性疾病。单纯疱疹可分为原发性和复发性，两者发病位置不同，其中原发性可发生于口腔任何部位，复发性疱疹性口炎可发生于唇红、唇红缘及唇周皮肤处。题干中问及复发性疱疹好发部位，答案选择E。

33. 新生儿雪口病的发生率是
A. 0.02　　　　　　　　　B. 0.03　　　　　　　　　C. 0.04
D. 0.05　　　　　　　　　E. 0.06
【答案】C
【解析】新生儿雪口病的发生率为4%，选项C正确。新生儿雪口病是由念珠菌造成新生儿口腔的急性感染性炎症，多发生在出生后2～8天内，好发部位为颊、舌、软腭及唇。

34. 口腔结核病损最常见的形式为
A. 结核初疮　　　　　　　B. 结核性溃疡　　　　　　C. 结核性骨髓炎
D. 寻常狼疮　　　　　　　E. 硬化性肉芽肿
【答案】B
【解析】口腔结核疾病多数是继发于肺结核或肠结核。在口腔黏膜多表现为结核性溃疡、结核性肉芽肿。结核性溃疡是口腔中最常见的继发性结核性损害。答案应选B。口腔任何部位均可发生结核性溃疡，常以舌部为主。溃疡形成后，除去溃疡表面渗出物后可见暗红色桑葚肉芽肿。溃疡边缘微隆，呈鼠噬状，并向中央卷曲，形成潜掘状边缘。

35. 患者，女，40岁，患病前有感冒史，前天唇周感觉灼痒，半天后出现红斑及成簇的饱满小水疱，张力大且疱液清亮，一天后疱破糜烂后结痂。拟诊断为
A. 口角炎　　　　　　　　B. 盘状红斑狼疮　　　　　C. 唇疱疹
D. 扁平苔藓　　　　　　　E. 鹅口疮
【答案】C
【解析】复发性疱疹性口炎一般复发感染的部位在口唇周围，题中交代患者唇周围有小水疱，成簇集性且有感冒史，感冒和轻度发热均可诱发疱疹再次出现，题中交代患者患病前有感冒发生，可初步诊断为复发性疱疹性龈口炎。选项C唇疱疹为复发性疱疹性龈口炎的最常见的类型。盘状红斑狼疮可发生于唇红，以下唇唇红部多见，可与日光照射有关。病损表现为形状不规则、大小不等的红斑，且周围有放射状白色短条纹的产生，也称日光放射状条纹。扁平苔藓被WHO所列为癌前状态，中年女性多见，病损可发生于皮肤、黏膜、生殖器及指甲。

36. 患者，男，23岁，一周来熬夜备考，前日出现乏力不适，开始并没有在意，觉左口角区有烧灼感、痒感、张力增加。晚上出现成簇的小水疱7～8个，周围发红，不适感明显。今日疱破后糜烂结浅黄痂，触之有清亮液体流出。回忆几年前口角曾有类似病损出现。拟诊断为
A. 天疱疮　　　　　　　　B. 疱疹样口炎　　　　　　C. 原发性疱疹性龈口炎
D. 复发性疱疹性龈口炎　　E. 手足口病
【答案】D
【解析】此答案为复发性疱疹性龈口炎。复发性疱疹性龈口炎一般复发感染的部位为口唇周围，题中交代患者口角周围有成簇的小水疱发生，且几年前发作过，具有复发性。而想诊断复发性疱疹性龈口炎需有口唇周围的发作部位且有成簇性的小水疱，还需伴有复发史作为支持，才可诊断为复发性疱疹性龈口炎。所以根据上述，答案应选择D。天疱疮为自身免疫性疾病，想诊断天疱疮疾病，必须有"尼氏征阳性、揭皮试验阳性、棘层松解现象"出现才可诊断。疱疹样口炎又称为疱疹样阿弗他溃疡，此病特点为口腔黏膜出现十几个或几十个直径小于2mm的溃疡。而原发性的疱疹性龈口炎特点为病损可发生于口腔任何部位，好发此类型的年龄为6岁以下儿童，6个月至2岁尤为好发。手足口病是病毒感染性疾病，此病特点为手、足及口腔黏膜均可同时出现病损。

37. 患者，女，56岁，佩戴全口义齿一年，近日义齿区黏膜疼痛不适，影响进食活动。检查：在上颌义齿腭侧面区域黏膜呈亮红色、水肿，有斑点状假膜。涂片见孢子和菌丝，患者同时有口角炎。该患者应诊断为
A. 球菌性口炎　　　　　　B. 扁平苔藓　　　　　　　C. 白斑
D. 疱疹性口疮　　　　　　E. 义齿性口炎
【答案】E
【解析】义齿性口炎为真菌感染性疾病，是慢性红斑型（萎缩型）念珠菌病。损害部位常在上颌义齿腭侧面接触的黏膜，多见于女性。口角炎的多数患者可同时患有义齿性口炎，30%的义齿性口炎患者合并口角炎。根据题中关键字眼及相关信息可进行诊断，题中交代患者为一名戴有全口义齿一年的中年女性，在义齿的腭侧

面有点状假膜的生成。且符合根据慢性红斑型念珠菌病的临床特点，再根据题中关键字眼"菌丝、孢子"可最终确诊为义齿性口炎。

(38～40题共用题干)

女，3岁。高烧，口腔溃疡病2天。啼哭，流涎，拒食。体检发现患儿全口牙龈红肿，上腭黏膜可见密集的针头大小透明水疱，部分已破溃为浅表溃疡，周围黏膜充血水肿广泛。

38. 本病的致病性微生物是
 A. 病毒　　　　　　　　B. 细菌　　　　　　　　C. 真菌
 D. 螺旋体　　　　　　　E. 放线菌
【答案】A

39. 本病最可能的诊断是
 A. 口炎型口疮　　　　　B. 疱疹性龈口炎　　　　C. 带状疱疹
 D. 手足口病　　　　　　E. 鹅口疮
【答案】B

40. 应选用的治疗药物是
 A. 制霉菌素　　　　　　B. 毛果芸香碱　　　　　C. 利巴韦林
 D. 庆大霉素　　　　　　E. 四环素
【答案】C

【解析】根据此题提供的临床表现：口内黏膜上有小水疱，疱破后融合成浅表溃疡，可诊断为疱疹性龈口炎。疱疹性龈口炎是由单纯疱疹病毒所引起的病毒感染性疾病。其治疗方法以全身或局部抗病毒为主要治疗方法，全身治疗中可选用核苷类药物（代表药物阿昔洛韦）或全身广谱抗病毒药物利巴韦林（病毒唑）。

41. 男性，50岁，下唇灼痛，出现成簇小水疱3天，口腔检查：下唇唇红部有多个呈簇状分布的小溃疡，部分形成痂壳。患者前1周曾有感冒发热史。临床可诊断为
 A. 复发性轻型阿弗他溃疡　　　B. 原发性疱疹性龈口炎　　　C. 唇疱疹
 D. 念珠菌唇炎　　　　　　　　E. 复发性重型阿弗他溃疡
【答案】C

【解析】复发性疱疹性龈口炎多见于成人，疾病特点为口唇周围皮肤可出现簇集性的小水疱。并可有诱发因素，如：感冒发热、局部机械损伤等。并无菌丝、孢子等检查结果及口腔黏膜的疱疹出现，可排除B、D。单纯疱疹有发疱期，因为疱壁较薄，极易破，破后小水疱表面可形成糜烂面，此时可与溃疡进行鉴别诊断，溃疡类疾病并无发疱期。复发性轻型阿弗他溃疡疾病具有周期性、复发性、自限性及"红黄凹痛"的特征；复发性重型阿弗他溃疡又称腺周口疮，溃疡深而大，似弹坑状，溃疡的直径多数大于1cm，其深可达肌层，故愈后可留瘢痕。

42. 女，35岁。4天来口腔黏膜破溃肿胀，疼痛剧烈，检查：下唇近移行黏膜处有厚而扁平的黄褐色假膜。表面光滑，周围明显充血，擦去假膜出现糜烂面。有口臭，双侧颌下淋巴结压痛。该病应诊断为
 A. 口腔结核　　　　　　B. 带状疱疹　　　　　　C. 球菌性口炎
 D. 口腔念珠菌病　　　　E. 复发性阿弗他溃疡
【答案】C

【解析】根据题中提供的关键字眼及黄褐色"假膜"，表面"光滑"及相关信息"假膜可以擦去出现糜烂面，且伴有炎性口臭，淋巴结有肿大压痛"可初步诊断为"球菌性口炎"。球菌性口炎又称膜性口炎，为细菌感染性疾病。球菌性口炎主要以假膜损害为主要特征，病损可发生于口腔黏膜任何部位，局部可形成溃疡或糜烂面，其表面上覆盖一层灰白色或黄褐色的假膜，擦去后可暴露溃疡或糜烂面。涂片及细菌培养可进行明确诊断，涂片结果无"菌丝、孢子"，细菌检查可见球菌的出现。此疾病可无结核病史的存在。

43. 下面哪项描述为带状疱疹的主要临床表现
 A. 单侧性皮肤-黏膜疱疹，沿神经支分布及剧烈的疼痛
 B. 成簇小水疱，疱破后形成大片浅表溃疡
 C. 散在小溃疡，无发疱期
 D. 口腔黏膜突然发生广泛的糜烂
 E. 口腔黏膜充血，局部形成糜烂或溃疡
【答案】A

【解析】带状疱疹是由水痘-带状疱疹病毒所致的皮肤黏膜感染性疾病。临床上以沿着神经带状单侧分布疱疹为特点，疼痛明显，愈后不复发，不超过中线。

44. 单纯性疱疹病毒易侵犯的部位不包括
A. 口腔
B. 皮肤
C. 眼
D. 神经系统
E. 消化道

【答案】E
【解析】单纯疱疹是由单纯疱疹病毒所致的皮肤黏膜病，临床上以簇集性小水疱为特征，有自限性，易复发。人类是单纯疱疹病毒的天然宿主，单纯性疱疹病毒易侵犯口腔、皮肤、眼、会阴部及神经系统易受累，但不会侵犯消化道。

(45～48题共用题干)

患儿，男，1岁，发病2日，起初低热乏力，流涎、拒食。今起口腔黏膜广泛充血且有成簇小水疱及小溃疡，很快形成大面积糜烂。患儿疼痛、哭闹，检查可见病损集中在口腔前部，未累及牙龈。

45. 拟诊断为
A. 复发性口腔溃疡
B. 原发性疱疹性龈口炎
C. 多形性红斑
D. 手足口病
E. 带状疱疹

【答案】B

46. 临床症状分期不包括
A. 前驱期
B. 充血期
C. 水疱期
D. 糜烂期
E. 愈合期

【答案】B

47. 病因为
A. 真菌感染
B. HSV Ⅱ感染
C. 柯萨奇A4型病毒感染
D. HSV-Ⅰ型病毒感染
E. 柯萨奇A6型病毒感染

【答案】D

48. 不适当的治疗方法是
A. 阿昔洛韦
B. 聚肌胞
C. 转移因子
D. 漱口液
E. 泼尼松

【答案】E
【解析】根据题干中交代患者"口腔黏膜广泛充血且有成簇小水疱及小溃疡，很快形成大面积糜烂"，可考虑为口腔单纯疱疹疾病，可根据患者年龄进一步确诊，题中涉及患者年龄为1岁，符合原发性单纯疱疹（好发年龄6个月至2岁）的发病年龄及特征。复发性口腔溃疡是复发性阿弗他溃疡疾病，溃疡类疾病无发疱期，而原发性疱疹性龈口炎临床具有四期：前驱期、水疱期、糜烂期、愈合期。根据此特点。口腔单纯疱疹是由单纯疱疹病毒（HSV）引起的皮肤黏膜以疱疹为主的感染性疾病，并非真菌感染。HSV分为Ⅰ型和Ⅱ型，HSV-Ⅰ型主要引起腰部以上的感染，而HSV-Ⅱ型主要引起腰部以下的感染。病毒感染的治疗方法可选择核苷类药物及漱口液等，但不能使用激素来进行治疗，这样会导致病毒扩散。

(49～51题共用题干)

患者，男，65岁，双侧口角糜烂1月余。临床检查见口内无牙颌，垂直距离短，双口角皮肤黏膜充血、湿白、皲裂。

49. 欲确定该病的病因应进行以下检查，除了
A. 甲苯胺蓝染色
B. 细菌培养
C. 口角涂片
D. 真菌培养
E. 血清维生素水平测定

【答案】A

50. 垂直距离变短可造成
A. 口角潮湿
B. 口角干燥
C. 营养不良
D. 不引起口角病变
E. 口内不适

【答案】A

51. 欲确定患者有无球菌感染应
A. 根据病理结果确诊
B. 根据临床症状确诊
C. 根据以往病史确诊
D. 根据细菌培养确诊
E. 根据药敏试验确诊

【答案】D
【解析】患者因口腔内无牙导致垂直距离变低，使双侧口角向下垂，长期有口水的浸润，导致口角处黏膜皮肤有充血及湿白糜烂的症状出现，可以诊断为口角炎。形成口角炎的原因有多种，感染（真菌、细菌、念珠

菌）、创伤、维生素的缺乏。口角炎因病因不同，所以检查的方式方法不同，可以使用培养法、涂片法及维生素的测定，甲苯胺蓝染色是白斑的辅助检查。球菌性感染是细菌感染性疾病，欲想确定是否为细菌感染性疾病可以使用细菌培养法进行确诊。

52. 口腔念珠菌病常发生于以下情况，不包括
    A. 长期精神紧张　　　　　　B. 长期使用免疫抑制　　　　　　C. 患有慢性消耗性疾病
    D. 长期使用广谱抗生素　　　E. 白念珠菌本身毒力增强
    【答案】A
    【解析】口腔念珠菌病为真菌感染性疾病，是人类最常见的口腔真菌感染，其中以白念珠菌最为常见。念珠菌为条件致病菌，常发生于大手术后、放疗后、干燥综合征患者及消化道疾病患者、慢性消耗性疾病的人群，其次是长期使用抗生素、激素、免疫抑制剂的患者，以及发生在念珠菌菌落增多的时候。与长期精神紧张因素相关的疾病最常见的是扁平苔藓。题中所问有关念珠菌疾病，所以可排除长期精神紧张的因素。

53. 女性，45 岁，因左侧面颊部皮肤及左侧舌部黏膜发红、起疱 3 天，伴剧痛来诊。查体：体温 38.5℃，左侧面部皮肤及左侧舌背、颊黏膜可见粟粒大小的密集成片的透明水疱，周围皮肤黏膜可见充血性红斑。化验：WBC7.8×10⁹/L，中性粒细胞 62%，淋巴细胞 34%。拟诊断为带状疱疹。带状疱疹与单纯疱疹的最主要鉴别点在于
    A. 性别不同　　　　　　　　B. 前驱症状不同　　　　　　　　C. 病程长短不同
    D. 临床表现不同　　　　　　E. 全身症状不同
    【答案】D
    【解析】单纯疱疹的口腔黏膜任何部位皆可发生成簇小水疱，似针头大小，而带状疱疹是单侧的，沿神经分布的皮肤-黏膜疱疹，二者的临床表现不同，所以此题选择 D。单纯疱疹是单纯疱疹病毒感染所致，带状疱疹为水痘-带状疱疹病毒感染所致，性别不是鉴别点，A 选项错误。二者的前驱症状相同，均为头痛发热，疲乏不适等症状，B 选项错误。病程也相差无几，单纯疱疹的病程约 7～10 天，带状疱疹的病程为 1～2 周，C 选项错误。两者均有全身反应 E 选项错误，A、B、C、E 这些都不是最主要的鉴别点。

54. 下列哪项是球菌口炎的治疗方法
    A. 口服酮康唑：成人剂量为每日 1 次口服 200mg，2～4 周 1 个疗程
    B. 使用抗生素和磺胺类药物；局部可用氯己定漱口剂
    C. 注射链霉素每日 0.5g，或异烟肼每日 0.1g 局部封闭，每日或隔日 1 次
    D. 注射干扰素或转移因子，口服止痛药物
    E. 全身使用肾上腺皮质激素
    【答案】B
    【解析】球菌性口炎是细菌感染性疾病，主要致病菌为金黄色葡萄球菌、草绿色链球菌、溶血性链球菌以及肺炎双球菌。治疗方法以控制感染为主要原则，根据药敏试验及病情轻重选用有针对性的抗生素进行消炎控制，以及局部药物，如：0.1% 依沙吖啶溶液、0.05% 氯己定溶液、1% 过氧化氢等进行含漱。

55. 下列不是急性疱疹性口炎与疱疹样口疮的区别的是
    A. 性别差异
    B. 好发年龄不同
    C. 前者为急性发作、全身反应较重；后者为反复发作、全身反应较轻
    D. 前者病损表现为成簇小水疱；后者病损表现为散在小溃疡
    E. 前者病损可伴皮肤损害，后者病损无皮肤损害
    【答案】A
    【解析】此题考查两者的鉴别诊断，也就是不同之处。急性疱疹性龈口炎是以簇集性小水疱为特点，可发生于口腔黏膜和皮肤处，多见于 6 个月至 2 岁的儿童，发病严重者会出现全身症状；疱疹样口疮又称疱疹样阿弗他溃疡，好发于成人，具有周期性、复发性、自限性，其特点为红黄凹痛、口腔内发生十几个或几十个直径小于 2mm 溃疡，似"满天星"，并无皮肤病损。

56. 下列哪一种疾病不属于念珠菌性口炎
    A. 膜性口炎　　　　　　　　B. 雪口病　　　　　　　　　　C. 抗生素口炎
    D. 鹅口疮　　　　　　　　　E. 义齿性口炎
    【答案】A
    【解析】膜性口炎又叫球菌性口炎，是细菌感染，本题选择 A。其余答案都是念珠菌性口炎的分型。

57. 原发性疱疹性龈口炎好发人群是
    A. 6 岁以下儿童　　　　　　B. 老年人　　　　　　　　　　C. 青少年

D. 更年期妇女　　　　　　　　　　E. 40岁左右的中年人

【答案】A

【解析】口腔单纯疱疹是由单纯疱疹病毒引起的感染性疾病。口腔单纯疱疹分为原发性和复发性，两者发病人群不相同。原发性疱疹性龈口炎好发于6岁以下儿童，6个月至2岁的儿童尤为多见；复发性疱疹性龈口炎好发于成人。

58. 患者，女，66岁。近日发现口腔溃烂，影响进食。检查见下唇、两颊黏膜充血，局部形成糜烂，糜烂面上覆有一层灰白色假膜，假膜较厚微突出黏膜表面，致密光滑。擦去假膜，可见溢血的糜烂面。患者进食疼痛。淋巴结肿大、压痛，白细胞增多，患者体温增高。治疗该病可选用的药物是

A. 多抗甲素　　　　　　B. 泼尼松　　　　　　C. 干扰素或转移因子
D. 酮康唑　　　　　　　E. 抗生素或磺胺类药物

【答案】E

【解析】此题为问题型考题，需要根据"关键性字眼"或临床表现作出相应诊断。题中交代患者体温升高，说明有细菌感染，再看实验室检查结果为白细胞增高，可以确诊为细菌感染性疾病，再看此患者口腔黏膜有糜烂面形成，其上覆一层微凸的灰白色假膜，表现为"致密而光滑"，根据所提供的关键性字眼，可以诊断为该疾病为球菌性口炎。治疗该疾病可用抗生素或磺胺类药物控制感染，补充维生素，氯己定漱口水漱口。多抗甲素是非特异性免疫增强剂，用于多种癌症的辅助治疗，故选项A错误。泼尼松、干扰素或转移因子用于抗病毒感染，故选项B、C错误。选项D为抗真菌感染用药，故选项D错误。

59. 女，50岁。近口角处颊黏膜白色斑块近1年，不能擦去。组织学见上皮增生。内有中性粒细胞浸润和散在微脓肿，角化层有垂直于上皮的PAS阳性菌丝，结缔组织内慢性炎细胞浸润。最可能的病理诊断是

A. 白斑　　　　　　　　B. 红斑　　　　　　　C. 念珠菌病
D. 口腔结核　　　　　　E. 慢性盘状红斑狼疮

【答案】C

【解析】可在题中寻找关键字眼"PAS阳性菌丝"，见到PAS或菌丝可直接诊断为念珠菌疾病。组织学中，白斑的表现为上皮呈过度角化或角化不全；念珠菌病可在上皮浅层聚集形成特征性的微小脓肿、可有上皮增生。这是两者最基本的病理区别。红斑的病理表现：表层为角化不全或混合角化，上皮有增生。结缔组织中血管扩张、充血及血管增生，故在临床上表现为红斑。口腔结核的病理表现：病变组织中心可见结核结节。结节中心为干酪样坏死，其外环绕多层上皮样细胞和朗格汉斯细胞。慢性盘状红斑狼疮的病理表现：上皮过度角化或不全角化，角化层可有剥脱，颗粒层明显。皮肤病损有时可见角质栓。根据上述疾病的病理表现中，不难区分念珠菌疾病的病理现象。

60. 男，80岁。全口无牙，戴全口义齿近15年，因黏膜不适就诊。查见黏膜呈红亮色，水肿。有黄白色假膜。直接镜检见菌丝和芽孢。对于该患者的治疗中不妥的用药为

A. 制霉菌素　　　　　　B. 酮康唑　　　　　　C. 碳酸氢钠漱口液
D. 克霉唑　　　　　　　E. 青霉素

【答案】E

【解析】在题干中见到"菌丝、孢子"可直接诊断为"念珠菌疾病"，此疾病是真菌感染性疾病。治疗措施以祛霉为主，可进行全身或局部治疗。全身常用药物为：氟康唑、伊曲康唑、酮康唑。局部治疗药物：2%～4%碳酸氢钠、氯己定、西地碘、制霉菌素、咪康唑等。青霉素是抗生素类，用于治疗细菌感染性疾病。不可用于真菌感染性疾病，因其会加重疾病症状。

61. 女，47岁。5天前患感冒后，上唇及周围皮肤出现多个成簇的针头大小水疱，随后破裂，形成糜烂、结痂，患者自述病变部位灼痒疼痛。下列诊断正确的是

A. 唇疱疹　　　　　　　B. 带状疱疹　　　　　C. 复发性阿弗他溃疡
D. 药物过敏性口炎　　　E. 天疱疮

【答案】A

【解析】在题干中见到"唇周围皮肤有簇集性的小水疱"可直接诊断为口腔单纯疱疹的复发性——唇疱疹。带状疱疹的典型症状为：病损沿着神经呈带状分布，不超过中线，疼痛明显，愈后不复发。复发性阿弗他溃疡的特点为：红黄凹痛，具有自限性、复发性、周期性，无发疱期，这点可与单纯疱疹进行鉴别。药物过敏性口炎，需要有药物接触史才可以进行相应诊断。天疱疮为自身免疫性疾病，其重要诊断指示为：尼氏征阳性、棘层松解现象、揭皮试验阳性。

62. 男婴，5天。啼哭、哺乳困难，临床检查见患儿两颊黏膜、软腭充血，黏膜上有散在的色白如雪的柔软小斑点，针帽大小，斑点稍用力可擦掉。该患儿可能患有的疾病是

A. 扁平苔藓   B. 疱疹样口疮   C. 雪口病
D. 天疱疮   E. 复发性阿弗他溃疡
【答案】C
【解析】雪口病多在新生儿出生后2~8天内发生。好发部位为唇、颊、舌、软腭，损害区黏膜充血，有色白如雪的小斑点，其特点是稍用力可将斑点擦掉，暴露红的糜烂面及轻度出血。扁平苔藓好发于中年女性，其病损特点为小丘疹连成的线状白色、灰白色花纹。疱疹样口疮及复发性阿弗他溃疡临床特征为"黄、红、凹、痛"，具有周期性、复发性、自限性。天疱疮的特点为揭皮实验阳性、尼氏征阳性、棘层松解现象。

63. 患者，男，65岁。近日低热、乏力，右侧面部出现椭圆形红斑，红斑上发生水疱，损害未超过中线。患者自述病变部位灼痒疼痛。下列处理正确的是
A. 注射链霉素每日0.5g，或异烟肼每日0.1g局部封闭，每日或隔日一次
B. 注射干扰素或转移因子，口服镇痛药物
C. 口服磺胺类药物
D. 酮康唑：成人剂量为每日一次口服200mg，2~4周一个疗程
E. 口服各种维生素及微量元素
【答案】B
【解析】此题是问题型考题，需先根据临床表现作出诊断，再来选择治疗措施。带状疱疹以沿单侧周围神经分布的簇集性小水疱为特征，不超过中线，常伴有明显的神经痛，疱疹愈合后不易复发。根据临床表现诊断该患者为带状疱疹感染，治疗用抗病毒药物、免疫调节药物、止痛及神经营养药、激素。

64. 急性疱疹性口炎的临床特征为
A. 口腔黏膜散在的溃疡   B. 口腔黏膜出现簇集的小水疱
C. 口腔黏膜上白色凝乳状的绒膜   D. 疱疹沿神经排列，不超过中线
E. 口腔黏膜、手掌、足底出现水疱、丘疹等病损
【答案】B
【解析】本病发病往往在发热后，好发于口腔黏膜和唇红部及邻近口周皮肤；先是出现散在红色斑疹，很快斑疹上形成散在或成丛的小水疱，周围有红边；初起时发痒，继而有痛感。水疱很快溃破，形成浅溃疡迅即结痂，数日即脱落自愈。

65. 男，40岁。感冒后，下唇及唇周皮肤出现成簇的针头大小的小水疱，破溃后结痂，局部灼痒疼痛。该患者患的疾病可能为
A. 口角炎   B. 固定性药疹   C. 复发性口腔溃疡
D. 天疱疮   E. 唇疱疹
【答案】E
【解析】唇疱疹常发生于发烧、感染、感冒，或当免疫系统受抑制时；好发于皮肤黏膜交界处，如口角、唇缘及鼻孔附近，亦可见于颜面及唇部；初起时局部先有灼热，瘙痒，继而潮红，出现密集成群针尖大小水疱。该患者有感冒史，且皮疹表现与此病符合。

66. 男婴，出生5天。啼哭拒食，口腔黏膜出现微凸的软白小点，擦去后可露出出血面，拟诊为
A. 早萌乳牙   B. 婴儿白斑   C. 新生儿雪口病
D. 牙龈角化上皮珠   E. 白色海绵状斑痣
【答案】C
【解析】雪口病多发于出生后2~8日内的新生儿。病损在黏膜上可有散在的白色小斑点，附着不紧密，稍用力可擦掉后，黏膜糜烂面可轻度出血。患儿因疼痛烦躁不安、啼哭、哺乳困难，有时有轻度发热。

67. 女，20岁。因口角糜烂就诊，检查时发现左口角唇红、皮肤稍肿，上覆黄色的痂，周围有残存的粟粒大的小疱及淡黄色渗出液；周围皮肤轻度色素沉着，追问病史，发病前该部位曾有烧灼感，且既往在劳累、感冒或例假前屡有发生。最可能的诊断是
A. 细菌性口角炎   B. 唇疱疹   C. 疱疹性口炎
D. 真菌性口炎   E. 营养不良性口角炎
【答案】B
【解析】唇疱疹通常发生于发烧、感染、感冒，或日晒风吹后、生活紧张、月经期间、睡眠不足或当免疫系统受抑制时。根据该患者表现诊断为唇疱疹。

(68~69题共用题干)
患者，女，21岁。患再生障碍性贫血1年，现住院治疗，近日左侧颊黏膜显著充血、水肿、灼痛。检查见

充血表面有较厚假膜，致密而光滑，较易拭去，遗留渗出糜烂面。周围有明显炎症，唾液增多，口臭。区域淋巴结肿大压痛。全身症状较轻微。涂片可见大量球菌，临床应诊断为下列哪种疾病。

68. 根据临床表现该病的诊断是
A. 复发性口腔溃疡 B. 疱疹性口炎 C. 多形性渗出性红斑
D. 白塞综合征 E. 球菌性口炎

【答案】E

【解析】球菌性口炎多由金黄色葡萄球菌、链球菌或肺炎双球菌感染所致。本病的特点是起病急，全身反应较重，病损以伪膜为特征。首先是黏膜发生大片充血水肿，以后出现浅层糜烂，表现覆盖有灰白色假膜，此膜光滑，较为致密，微高出黏膜表面，界线清楚；颌下淋巴结肿大、压痛。该患者的表现符合球菌性口炎的诊断要点。

69. 此患者的治疗方法错误的是
A. 泼尼松口服 B. 1%龙胆紫液涂搽 C. 1%利多卡因含漱
D. 2%金霉素甘油涂搽 E. 青霉素肌内注射

【答案】A

【解析】球菌性口炎的治疗：①全身选用广谱抗生素或根据药敏试验结果选用适宜的药物，如青霉素或青霉素+庆大霉素联合肌注；②支持治疗，可选用复合维生素B和维生素C口服；③局部治疗，金霉素甘油糊剂涂布，1%龙胆紫液涂搽或1%利多卡因含漱。细菌性疾病用激素会使病情加重。

(70～73题共用题干)

女，45岁因左侧面颊部皮肤及左侧舌部黏膜发红、起疱3天，伴剧痛来诊。查体：体温38.5℃，左侧面部皮肤及左侧舌背、颊黏膜可见粟粒大小的密集成片的透明水疱，周围皮肤黏膜可见充血性红斑。化验WBC：$7.8×10^9$/L，中性62%，淋巴34%。拟诊断为带状疱疹。

70. 本病例主要病变部位在
A. 三叉神经第Ⅰ支 B. 三叉神经第Ⅱ支 C. 三叉神经第Ⅲ支
D. 面神经 E. 颈神经

【答案】C

【解析】带状疱疹是由水痘-带状疱疹病毒引起的急性炎症性皮肤及黏膜病。可以分别沿着三叉神经的三个分支(眼支、上颌支、下颌支)分布。透明水疱位于左侧舌背、颊黏膜，该区域主要由三叉神经第Ⅲ支神经支配。

71. 带状疱疹与单纯疱疹的最主要鉴别点在于
A. 病因不同 B. 前驱症状不同 C. 病程长短不同
D. 临床表现不同 E. 全身症状不同

【答案】D

【解析】带状疱疹与单纯疱疹都是由病毒感染引起。而两者都有前驱的全身症状，包括发热、血象的改变等，病程虽然有长短，但不是最主要的鉴别点。带状疱疹的一个显著特点是，皮肤的炎症表现都是沿神经作群集的带状分布，而单纯疱疹没有这个特点。

72. 本病例可发生的最严重并发症为
A. 肺炎 B. 脑炎 C. 结膜炎
D. 角膜炎 E. 面瘫

【答案】E

【解析】带状疱疹不易引起肺炎或脑炎。当三叉神经眼支支配区域发生带状疱疹时，可在结膜或角膜上出现水疱，引起结膜或角膜炎；但最严重的并发症为面瘫，可以由带状疱疹引起病毒性面神经炎，进一步发展而来。当病毒侵犯膝状神经节时，可出现Hunt综合征：外耳道疱疹+面瘫+耳痛。

73. 你认为此时采取的各项治疗措施中，哪项欠合理
A. 口服抗病毒药物如无环鸟苷等
B. 注射聚肌胞
C. 维生素B_1 10mg 每天3次口服；维生素B_{12} 0.15mg，肌内注射，每日1次
D. 皮肤病损涂炉甘石洗液
E. 口腔局部封闭地塞米松+普鲁卡因

【答案】E

【解析】带状疱疹的治疗方法：抗病毒治疗。使用维生素可以防止或缓解神经痛。皮肤病损的部位若有渗出，可以用消毒防腐药水湿敷，待无渗出并结痂后可涂少量利福平涂剂。局部封闭用地塞米松+普鲁卡因，虽

然可以缓解炎症和疼痛，但是容易使病毒或细菌感染扩散，所以不能如此使用。

74. 患者曾在外院给予肌内注射青霉素 3 天，局部病损激光照射及口服多种维生素等措施，症状有所改善，但未完全消失，尤其是疼痛症状仍明显。疗效不佳的原因是
   A. 未给予支持治疗　　　　　　B. 未注射聚肌胞或转移因子　　　　C. 诊断不正确
   D. 局部未用消炎含漱液　　　　E. 未给予卡马西平或肌内注射维生素 B_1+ 维生素 B_2
   【答案】E
   【解析】带状疱疹感染后可出现疱后神经痛。该患者采取的多种治疗方法中，未包含镇痛治疗，故疼痛症状仍然明显。正确的方法是肌内注射维生素 B_1+ 维生素 B_2 来营养神经；或口服卡马西平片减缓疼痛。

（75～78 题共用题干）
女，65 岁无牙颌，全口总义齿修复 5 年，近来感义齿不合适，口角疼痛。检查见双口角湿白皲裂，上腭义齿承托区黏膜充血发红。

75. 应进一步做的检查是
   A. 手指皮肤有无红斑　　　　　B. 血常规检查
   C. 口角湿白区涂片及培养检查念珠菌　　　　D. 口角病损区活检
   E. 针刺反应试验
   【答案】C
   【解析】通过戴用义齿，上腭义齿承托区黏膜充血发红，口角湿白皲裂这些临床表现，临床印象为口腔念珠菌病，口腔念珠菌病的临床常用检查方法是涂片及培养检查念珠菌，所以 C 正确。口腔念珠菌病较少出现皮肤表现，所以 A 错误。血常规检查意义不大，所以 B 错误。口角病损区活检没必要。

76. 最可能的异常表现是
   A. 皮肤无红斑　　　　　　　　B. 白细胞总数升高　　　　　　　　C. 涂片见念珠菌丝及孢子
   D. 活检组织病理为棘层松解　　E. 针刺反应阳性
   【答案】C
   【解析】根据上一道题，口腔念珠菌病的涂片表现为芽生孢子和假菌丝。

77. 假如上述检查无异常发现，最有助于快速诊断的是
   A. 颊黏膜涂片　　　　　　　　B. 唇黏膜涂片　　　　　　　　　　C. 前庭沟黏膜涂片
   D. 舌腹黏膜涂片　　　　　　　E. 腭黏膜及义齿承托区黏膜涂片
   【答案】E
   【解析】如果口角湿白区涂片及培养检查无异常，根据上腭义齿承托区黏膜充血发红和义齿承托区是念珠菌的积聚部位，还可以做颊黏膜及义齿承托区黏膜涂片，所以 E 正确。颊黏膜、唇黏膜、前庭沟黏膜和舌腹黏膜没有临床症状，不优先考虑做这些部位涂片。

78. 该患者治疗可采用下列方法，除了
   A. 2%～4% 碳酸氢钠溶液清洁口腔　　　　B. 1% 克霉唑溶液清洗或含漱
   C. 1% 甲紫液涂擦　　　　　　　　　　　　D. 口服制霉菌素
   E. 口服广谱抗生素
   【答案】E
   【解析】念珠菌是条件致病菌，其中一个易感因素就是长期佩戴义齿，导致菌群平衡失调，念珠菌成为致病菌而导致临床症状。2%～4% 碳酸氢钠溶液清洁口腔形成碱性环境，抑制念珠菌生长繁殖，所以不选 A。1% 克霉唑溶液清洗或含漱可以抑菌和抗真菌作用，所以不选 B。制霉菌素有抑菌作用，不易被肠道吸收，可以口服。

（79～80 题共用题干）
女，40 岁。半年来口腔反复疼痛，"溃疡"就诊，半年来患者有反复低热，原因不明。检查可见患者消瘦，慢性病容，口内颊、舌、腭黏膜大量灰白色假膜，易撕下，遗留浅层糜烂或渗血的表面，牙龈红肿，部分龈缘糜烂。

79. 此时，最有诊断意义的检查是
   A. 检查血常规　　　　　　　　B. 检查肝功肾功　　　　　　　　　C. 假膜涂片查细菌
   D. 假膜涂片查真菌　　　　　　E. 检查血清抗体
   【答案】D
   【解析】根据病史和临床表现初步考虑急性假膜型念珠菌病。要明确诊断口腔念珠菌病，除依靠病史和临床表现外，还需要实验室检查证实损害组织中存在致病菌。念珠菌是条件致病菌，属于假丝酵母样真菌。对于真菌性感染首先的检查方法为病损区域涂片。

80. 如果上题的检查阳性，患者可诊断为
A. 急性假膜型白假丝酵母病
B. 急性萎缩型白假丝酵母病
C. 慢性萎缩型白假丝酵母病
D. 慢性增殖型白假丝酵母病
E. 慢性黏膜皮肤念珠菌病

【答案】A

【解析】要明确诊断口腔念珠菌病，除依靠病史和临床表现外，还需要实验室检查证实损害组织中存在病原菌。假膜阳性说明患有念珠菌病，综合临床表现、病史和涂片检查可确诊为急性假膜型念珠菌病。

81. 下列哪项不是口腔单纯性疱疹的主要传播途径
A. 唾液
B. 飞沫
C. 疱疹液
D. 胎儿经产道感染
E. 输血

【答案】E

【解析】单纯疱疹主要通过飞沫、唾液及疱疹液直接接触传播。也可以通过食具和衣物间接传染。传染方式主要为直接经呼吸道、口腔、鼻、眼结膜、生殖器黏膜或破损皮肤进入人体。故选项A、B、C、D均为口腔单纯疱疹的主要传播途径。输血可传播的疾病有艾滋病、甲型肝炎、乙型肝炎。

(82～85题共用题干)

患儿，男，3个月。口内黏膜有白膜，伴有低热5天。患儿5天前开始出现烦躁不安、啼哭、拒食，并有低热，3天前发现口内黏膜上有小白点，后逐渐变大，曾服用抗生素未见好转。口内检查：口内黏膜广泛充血，颊、舌及唇有散在的乳凝状白色斑片，斑片可用力揭去，露出红色糜烂黏膜。体温37.5℃。

82. 为确诊应进行的实验室检查是
A. 组织病理
B. 血常规
C. 尿常规
D. 涂片检查
E. 免疫荧光

【答案】D

83. 可能的诊断是
A. 口炎型口疮
B. 疱疹性龈口炎
C. 带状疱疹
D. 手足口病
E. 鹅口疮

【答案】E

84. 本病的主要诊断依据是
A. 患儿烦躁不安
B. 患儿体温37.5℃
C. 口内黏膜充血
D. 乳凝状白色斑片
E. 患儿啼哭、拒食

【答案】D

85. 可选用的治疗药物是
A. 制霉菌素
B. 毛果芸香碱
C. 利巴韦林
D. 庆大霉素
E. 四环素

【答案】A

【解析】此题提供的关键字眼口腔黏膜"乳凝状白色斑片，用力可擦去"及临床表现"患者出现烦躁不安、啼哭、拒食，并有低热"为本例诊断依据。根据此临床表现可诊断为鹅口疮。鹅口疮又称急性假膜型念珠菌病，为真菌感染性疾病，其致病菌为白念珠菌。想诊断念珠菌疾病首选实验室检查涂片，若检查结果见菌丝、孢子，即可确诊。念珠菌病的治疗药物中可用制霉菌素、氟康唑、酮康唑、伊曲康唑。

(86～87题共用备选答案)
A. Ⅰ型单纯疱疹病毒
B. 草绿色链球菌
C. 变形链球菌
D. 白念珠菌
E. 苍白螺旋体

86. 膜性口炎的病原菌是

【答案】B

87. 鹅口疮的病原菌是

【答案】D

【解析】膜性口炎又称球菌性口炎，病原体主要是金黄色葡萄球菌、草绿色链球菌、溶血性链球菌和肺炎双球菌等常驻细菌；鹅口疮又名雪口病，是白念珠菌感染所引起。Ⅰ型单纯疱疹病毒可引起口腔单纯疱疹；变形链球菌主要引起龋病；苍白螺旋体是梅毒的病原体。

(88～89题共用备选答案)
A. 口服无环鸟苷
B. 调整咬合，去除过锐、过陡的牙尖、牙嵴
C. 青霉素肌注
D. 链霉素肌注
E. 2%～4%碳酸氢钠漱口

88. 治疗单纯疱疹
【答案】A
89. 治疗白斑
【答案】B
【解析】单纯疱疹首选全身抗病毒治疗，一般选用核苷类药物，无环鸟苷（又称阿昔洛韦）；球菌性口炎是细菌感染性的，治疗可用口服或注射抗生素，一般可选用青霉素、庆大霉素、螺旋霉素等。

（90～91题共用备选答案）

A. 细菌感染、病毒感染、真菌感染 　　B. 细菌感染
C. 病毒感染 　　D. 真菌感染
E. 病因不清，是多种因素的作用

90. 义齿性口炎的病因是
【答案】D
91. 球菌性口炎
【答案】B
【解析】义齿性口炎主要是义齿基底部吸附了真菌，从而发生了义齿性口炎。球菌性口炎是细菌感染性疾病，主要致病菌有金黄色葡萄球菌、草绿色链球菌、溶血性链球菌、肺炎双球菌等。

（92～96题共用备选答案）

A. 鹅口疮 　　B. 红斑型白念 　　C. 义齿性口炎
D. 念珠菌白斑 　　E. 念珠菌口角炎

92. 慢性萎缩型白念珠菌病
【答案】C
93. 急性萎缩型白念珠菌病
【答案】B
94. 慢性增殖型白念珠菌病
【答案】D
95. 念珠菌感染有关疾病
【答案】E
96. 急性假膜型白念珠菌病
【答案】A
【解析】念珠菌感染包括念珠菌性口角炎和念珠菌性唇炎，其中念珠菌性口角炎可分为四型。①慢性萎缩型（红斑型）念珠菌病，又称义齿性口炎。②急性萎缩型即急性红斑型念珠菌口炎，又称抗生素口炎，多见于长期使用抗生素、激素后及HIV感染者。③慢性增殖型念珠菌病，又称慢性肥厚型念珠菌病，也称念珠菌白斑，念珠菌性白斑有高于4%的恶变率，特别是高龄患者应提高警惕。④急性假膜型念珠菌口炎，又叫雪口病或鹅口疮。

97. 患者，女，21岁。患再生障碍性贫血1年，现住院治疗，近日左侧颊黏膜显著充血、水肿、灼痛。检查见充血表面有较厚假膜，致密而光滑，较易拭去，遗留渗出糜烂面。周围有明显炎症，唾液增多，口臭。区域淋巴结肿大压痛。全身症状较轻微。涂片可见大量球菌，临床应诊断为下列哪种疾病

A. 疱疹性龈口炎 　　B. 球菌性口炎 　　C. 扁平苔藓
D. 假膜型念珠菌病 　　E. 白斑

【答案】B
【解析】球菌性口炎多发生于体弱多病和抵抗力低下者，病损有灰白色或黄褐色假膜覆盖，假膜致密而光滑，擦去假膜可见溢血的糜烂面。病损周围炎症反应明显，炎性口臭，淋巴结肿大压痛，白细胞数增高，体温升高。涂片检查或细菌培养可确定病原菌。根据题中描述，患者体弱、抵抗力弱且临床表现符合球菌性口炎的表现，结合涂片检查可确诊为球菌性口炎。

98. 以下关于手-足-口病的说法不完全正确的是

A. 又名发疹性水疱性口腔炎 　　B. 常见的病原微生物为柯萨奇病毒与疱疹病毒
C. 传染源为患者和病毒携带者 　　D. 3岁以下的幼儿是主要罹患者
E. 及时发现疫情和隔离患者是控制本病的主要措施

【答案】B

(99～101题共用题干)

女，2.5岁。高热3天，口腔溃疡2天。啼哭、流涎、拒食。体检发现患儿全口牙龈红肿，上腭黏膜可见密集的针头大小透明水疱，部分已破溃为浅表溃疡，周围黏膜充血水肿广泛。

99.本病例最可能的诊断为
A.鹅口疮　　　　　　　　B.口蹄疫　　　　　　　　C.贝氏口疮
D.口炎型口疮　　　　　　E.疱疹性龈口炎
【答案】E

100.根据本病例的临床表现，首选的辅助检查为
A.尿常规检查　　　　　　B.血常规及分类检查　　　C.活检
D.T细胞亚群测定　　　　E.肝肾功能
【答案】B

101.不适宜本病例治疗的措施是
A.注意休息加强营养　　　B.全身应用抗病毒药物　　C.局部用皮质激素雾化吸入
D.补充大量维生素　　　　E.中医中药
【答案】C

【解析】疱疹性龈口炎是口腔单纯疱疹的原发性。其主要好发人群为6岁以下的儿童，尤其是6个月至2岁的儿童。原发性疱疹性龈口炎的疾病特征：口腔黏膜任何部位可发生成簇的小水疱，因为疱壁较薄，疱形成后不久可破溃形成浅表溃疡，由于疱疹是簇集性的，疱破后，可融合形成不规则的较大溃疡。对于口腔单纯疱疹的辅助检查有血常规、疱疹涂片、单纯疱疹病毒的分离培养及免疫学检查，其中血常规是首先的辅助检查措施。口腔单纯疱疹是由单纯疱疹病毒引起的感染性疾病，治疗的时候应选用全身或局部的抗病毒治疗，如核苷类药物中的代表药物阿昔洛韦（无环鸟苷）及全身广谱的抗病毒药物病毒唑（利巴韦林），不宜选用激素类药物进行治疗，以防造成病毒扩散。

102.球菌性口炎的主要致病菌是
A.金黄色葡萄球菌、草绿色链球菌、肺炎链球菌、乳酸链球菌
B.金黄色葡萄球菌、草绿色链球菌、肺炎链球菌、淋球菌
C.脑膜炎球菌、草绿色链球菌、肺炎链球菌、溶血性链球菌
D.金黄色葡萄球菌、草绿色链球菌、肺炎链球菌、溶血性链球菌
E.溶血性链球菌、草绿色链球菌、肺炎链球菌、淋球菌
【答案】D

【解析】球菌性口炎的主要致病菌是金黄色葡萄球菌、草绿色链球菌、肺炎链球菌、溶血性链球菌，往往是几种球菌同时致病，引起口腔黏膜的急性损害。乳酸链球菌可能和龋病的发生发展有关，与球菌性口炎无关。淋球菌主要和淋病等性病有关。脑膜炎球菌主要引起脑膜炎。

103.患者，男，50岁。一周来口腔黏膜破溃肿胀，疼痛剧烈，检查：下唇近移行黏膜处有厚而扁平的黄褐色假膜，表面光滑，周围明显充血，擦去假膜出现糜烂面。有口臭，双侧颌下淋巴结压痛。该病应诊断为
A.口腔结核　　　　　　　B.带状疱疹　　　　　　　C.球菌性口炎
D.口腔念珠菌病　　　　　E.复发性阿弗他溃疡
【答案】C

【解析】球菌性口炎属急性感染性口炎，局部形成糜烂，糜烂表面覆盖灰白色或黄褐色假膜，有炎性口臭，区域淋巴结肿大压痛，该患者符合此表现，故C正确。

104.易患口腔念珠菌病的人群为
A.嗜烟者　　　　　　　　B.嗜酒者　　　　　　　　C.更年期妇女
D.患有胆道疾病者　　　　E.长期大量应用抗生素者
【答案】E

【解析】念珠菌病为真菌感染性疾病，为条件致病菌。虽然致病力弱，但易好发于新生儿和老年人，当婴幼儿营养不良，患者全身重度消耗性疾病（如糖尿病、血液病、肿瘤等），或是长期大量使用广谱抗生素、激素、免疫抑制剂等，皆可诱发念珠菌感染。

105.机体在对抗口腔单纯性疱疹感染过程中，最具作用的是
A.唾液溶菌酶　　　　　　B.唾液黏蛋白　　　　　　C.细胞免疫
D.上皮角蛋白　　　　　　E.体液免疫
【答案】C

【解析】口腔单纯疱疹的免疫属于特异性免疫。体液免疫清除的是游离在寄主细胞外的抗原及其产生的有毒物质；细胞免疫则摧毁侵入到寄主细胞内的病毒、胞内寄生菌或外来的组织团块、癌变的细胞等。疱疹病毒免疫过程是两种免疫方式联合作用，但是HSV的特异性致使效应T细胞占主要作用，即细胞免疫起主要作用。选项A、B、D、E是机体的防御屏障，起辅助作用。

（106～109题共用题干）

患儿，1.5岁。双颊、唇、眼黏膜突发成簇针头大小透明小水疱及溃疡，伴啼哭、流涎、发热。

106. 拟诊为
A. 雪口病 B. 原发性疱疹性龈口炎 C. 疱疹性口疮
D. 复发性口腔溃疡 E. 疱疹性咽峡炎

【答案】B

【解析】题目中成簇针头大小透明水疱，提示我们是单纯疱疹，年龄1.5岁提示我们可能是原发性疱疹性龈口炎，继发性唇疱疹好发于成人，故选B。

107. 防治该病以下哪项不妥
A. 隔离并注意口腔卫生 B. 全身应用广谱抗生素治疗 C. 口服阿昔洛韦
D. 大剂量激素冲击疗法 E. 局部应用中成药，如锡类散、西瓜霜等

【答案】B

【解析】单纯疱疹的治疗分为全身和局部，全身应用抗病毒治疗，包括口服核苷类抗病毒药和利巴韦林，局部治疗包括抗病毒药物和中成药的擦拭，漱口，涂抹，含化等，还有物理治疗如氦氖激光治疗。故不包括抗生素治疗。

108. 该病病因
A. 白念珠菌感染 B. 病毒感染 C. 细菌感染
D. 遗传因素 E. 营养不良

【答案】B

【解析】首先要判断出题干中所述疾病，根据患儿年龄以及成簇水疱、流涎，不难判断出原发性疱疹性龈口炎，属于单纯疱疹，致病原因主要是HSV-Ⅰ型病毒。

109. 治疗中哪项错误
A. 口服阿昔洛韦 B. 患处0.01%硫酸锌湿敷，再用新霉素软膏涂擦
C. 充分休息加强营养 D. 口服或注射皮质激素以缓解较重的炎症反应
E. 如继发感染可配合全身抗菌治疗

【答案】E

【解析】首先判断出患儿所患疾病是原发性疱疹性龈口炎，致病原因主要是HSV-Ⅰ型病毒，治疗应以抗病毒为主，A、B、D都对抗病毒治疗有效，C充分的休息加强营养是对症和支持治疗的一部分。继发感染后应配合抗病毒治疗。

（110～112题共用题干）

男婴，1岁，近日哭闹、拒食、流涎，检查见邻近磨牙的上腭和龈缘处见大面积浅表溃疡，上覆黄色假膜，偶见个别针头大小水疱。

110. 该患儿可能患有的疾病是
A. 天疱疮 B. 带状疱疹 C. 球菌性口炎
D. 急性疱疹性龈口炎 E. 复发性阿弗他溃疡

【答案】D

【解析】从临床表现看该患儿处于急性疱疹性龈口炎的糜烂期。前驱期患儿哭闹、拒食、流涎，水疱期在邻近乳磨牙的上腭和龈缘处多见成簇小水疱，糜烂期水疱破溃可引起大面积糜烂，并能造成继发感染，上覆黄色假膜，故此题选择D。天疱疮有揭皮实验阳性，题干中并未有此特征，故选项A错误。带状疱疹初起损害颜面部皮肤，以沿神经分布的簇集性小水疱为特征。故选项B错误。球菌性口炎及复发性阿弗他溃疡无水疱期。故选项C、E错误。

111. 治疗该病的正确方法是
A. 泼尼松片60mg/d，分3次口服，控制病情后减量
B. 口服各种维生素及微量元素
C. 局部使用氯己定含漱剂清洗患儿口腔，口服利巴韦林或口炎宁冲剂
D. 注射链霉素每日0.5g或异烟肼每日0.1g局部封闭，每日或隔日一次

E. 局部使用2%碳酸氢钠清洗患儿口腔，口服酮康唑

【答案】C

【解析】此疾病为单纯疱疹。口腔单纯疱疹是由单纯疱疹病毒感染所致，需进行全身或局部的抗病毒治疗，应选择核苷类药物（阿昔洛韦）或广谱抗病毒药物（利巴韦林）抑制病毒生长，对症支持治疗。激素类用于带状疱疹病毒感染，故选项A错误。选项B口服维生素为支持治疗，而不必服用微量元素。选项D为抗结核菌用药。选项E为抗真菌感染用药。

112. 下面哪项关于该病的描述是正确的
A. 该病预后差，需住院进行全面治疗
B. 由于引发该病的病原微生物可经口-呼吸道传播，故该患儿应避免接触其他儿童与幼儿
C. 该病是变态反应性疾病，无传染性，患儿不需隔离
D. 该病成人多发，在儿童很少见
E. 该病病理表现为非特异性溃疡，后期可见肉芽组织增生

【答案】B

【解析】患儿由单纯疱疹病毒感染所致，单纯疱疹病毒可通过飞沫、唾液及疱疹液直接接触传播，也可以通过食具和衣物间接传染，故患儿需隔离，选项C错误。本病以6岁以下儿童多见，尤其是6个月至2岁更多，故选项D错误。组织病理可见有上皮内疱形成，胞核内可见病毒包涵体，上皮下方结缔组织中有水肿、血管扩张充血和炎症细胞浸润，故选项E错误。该病预后良好，少数情况，该病可能在体内广泛播散，极少数病例引起脑炎或脑膜炎。在有严重并发症发生时才需住医院行全面治疗，故选项A错误。

(113～115题共用备选答案)
A. 细菌感染　　　　　B. 真菌感染　　　　　C. 自身免疫功能缺陷
D. 变态反应　　　　　E. 病毒感染

113. 球菌性口炎的病因是
【答案】A

114. 带状疱疹的发病原因是
【答案】E

115. 义齿性口炎病因是
【答案】B

【解析】球菌性口炎是细菌感染性疾病，主要致病菌有金黄色葡萄球菌、草绿色链球菌、溶血性链球菌、肺炎双球菌等。带状疱疹是由水痘-带状疱疹病毒所引起。义齿性口炎患者黏膜呈亮红色水肿，或有黄白色的条索或斑点状假膜，涂片检查可见菌丝和孢子。选项C自身免疫功能缺陷多引起贝赫切特综合征（又称白塞综合征）、天疱疮。选项D变态反应多引起变态反应性口炎。

(116～119题共用备选答案)
A. 单侧带状群集分布的水疱和神经痛
B. 突然发生的急性炎症，发病前有用药史
C. 有创伤史，溃疡形态往往与机械性刺激因子相吻合
D. 早期患儿损害区黏膜充血，散在色白如雪的小斑点，不久可融合成白色斑片，可继续扩大蔓延
E. 溃疡小而多，散在分布于黏膜任何部位，直径小于2mm，相近溃疡可融合成片

116. 符合急性假膜型念珠菌性口炎的临床表现是
【答案】D

117. 疱疹样溃疡的临床表现为
【答案】E

118. 带状疱疹的临床特征是
【答案】A

119. 创伤性溃疡的诊断依据是
【答案】C

【解析】急性假膜型念珠菌口炎以新生儿最多见，损害区黏膜充血，有散在的色白如雪的小斑点，用力可擦去，不久可融合成白色斑片，可继续扩大蔓延，严重者波及扁桃体、咽部。疱疹样溃疡疾病的特点：口腔黏膜可发生十几个或几十个直径小于2mm的溃疡，因数目较多又分布散在，似"满天星"。带状疱疹以沿单侧周围神经分布的簇集性小水疱为特征，常伴有神经痛。想诊断创伤性溃疡需要有创伤因子的存在，并且创伤刺激物与溃疡相契合。选项B为药物变态反应性口炎的临床表现。

第二单元 口腔黏膜超敏反应性疾病

1. 血管神经性水肿属于
   A. Ⅰ型变态反应
   B. Ⅱ型变态反应
   C. Ⅲ型变态反应
   D. Ⅳ型变态反应
   E. 混合型变态反应

【答案】A

【解析】血管神经性水肿和药物过敏性口炎都属于Ⅰ型变态反应。

2. 患药物过敏性口炎时机体产生的抗体是
   A. IgA
   B. IgG
   C. IgM
   D. IgD
   E. IgE

【答案】E

【解析】药物过敏性口炎可产生IgE抗体；天疱疮及类天疱疮产生的抗体为IgG；扁平苔藓及慢状红斑狼疮产生的抗体为IgM。

3. 下列症状中哪个不属于药物过敏性口炎的症状
   A. 虹膜状红斑
   B. 充血、水疱
   C. 糜烂、浅溃疡
   D. 出血、结痂
   E. 深大溃疡

【答案】E

【解析】药物过敏性口炎的临床特点表现为：口腔黏膜可出现充血发红、水肿、大小不等的水疱，疱破后可形成不规则糜烂面，表面有较多渗出物，形成假膜。皮肤病损可表现为水肿、糜烂、充血、红斑及大量渗出，形成痂皮，并无深大溃疡的特征表现。

4. 皮肤表现为虹膜状红斑的是
   A. 盘状红斑狼疮
   B. 口腔扁平苔藓
   C. 多形性红斑
   D. 天疱疮
   E. 类天疱疮

【答案】C

【解析】多形性红斑是变态反应疾病，可根据其特点进行相应确诊。特征：皮肤可出现靶形红斑或虹膜状红斑。盘状红斑狼疮病损好发于头面部的皮肤，形成蝴蝶斑，其上有角质栓。口腔扁平苔藓好发于中年女性，病因尚不明确，可有精神创伤史的存在。天疱疮有尼氏征阳性的临床特点。类天疱疮可在牙龈处有剥脱。

5. 与多形性红斑发病因素无关的有
   A. 精神情绪因素
   B. 病毒感染
   C. 吸烟、饮酒
   D. 体内慢性病灶
   E. 某些化学药物

【答案】C

【解析】多形性红斑是一种超敏反应，单纯疱疹病毒感染是其最常见的致敏原因。长期吸烟、饮酒是白斑发生的重要因素。

6. 史-约综合征除口腔黏膜损害外，还伴有
   A. 眼干
   B. 睑球结膜粘连
   C. 肺部阴影
   D. 皮肤及其他部位黏膜出现红斑、水疱、糜烂等
   E. 颞下颌关节疼

【答案】D

【解析】史-约综合征是多性渗出性红斑的重型表现。可有皮肤及黏膜的病损出现，皮肤病损除红斑外还出现大疱、丘疹、结节等，当疱破后皮损形成大片糜烂面，疼痛很明显。黏膜病损以眼结膜的病变较为严重，可出现眼角膜溃疡、虹膜睫状体炎等。

7. 女，38岁。口腔内外红疹2天。检查：口腔前庭黏膜及口周皮肤充血，红斑，发痒，双手背皮肤出现疱性红疹。病史：手背皮肤相同部位曾出现过此类红疹，近几天因感冒服用过解热镇痛药后，红疹再次出现。该病应诊断为
   A. 复发性疱疹性口炎
   B. 药物过敏性口炎
   C. 血管神经水肿
   D. 口腔念珠菌病
   E. 多形性红斑

【答案】B

【解析】根据题中的临床表现及重要信息，可进行诊断。患者因感冒服用解热镇痛类药物后引起皮肤及黏

膜的红斑，在相同部位曾出现类似的红疹，可初步诊断为固定药疹。固定药疹是药物过敏性口炎的特点。

8. 患者，女，20岁。昨天晚上进食一种新品种芒果后，口唇部尤其是上唇突然肿胀，有痒痛、发紧的感觉。检查可见肿胀区界限不清，按之柔软有弹性，无指凹性水肿，经适当治疗后转天症状完全消失，病损区恢复如初。该患者应诊断为
   A. 多形性红斑　　　　　　　　　B. 血管神经性水肿　　　　　　　　C. 唇疱疹
   D. 盘状红斑狼疮　　　　　　　　E. 慢性唇炎
【答案】B
【解析】患者进食芒果后出现了肿胀反应，经过治疗后症状完全消失，可进一步怀疑为超敏反应性疾病。多形性红斑也属超敏反应性疾病，单纯疱疹病毒感染是其最常见的致敏原因，与饮食因素关系不大。唇疱疹为病毒感染性疾病，盘状红斑狼疮属于自身免疫性疾病。慢性唇炎是特发于唇部的疾病，并非超敏反应性疾病。

9. 下列有关多形渗出性红斑的描述，错误的是
   A. 是一种变态反应性疾病　　　　　　　　B. 口腔黏膜表现为大面积糜烂
   C. 眼部病损为虹膜睫状体炎及前房积脓　　D. 皮肤损害为红斑、水疱，亦可见丘疹
   E. 可伴有明显的全身反应，如高热、头痛等
【答案】C
【解析】多形性红斑，又称多形渗出性红斑，是一种变态反应，以多形性皮疹和虹膜样红斑为特征，常伴发黏膜损害，皮肤损害为红斑、水疱，典型损害为靶形或虹膜状红斑，并可有全身反应，所以选项A、B、D、E均正确，眼部病损为虹膜睫状体炎及前房积脓是白塞病的表现，此题选择C。

(10～11题共用题干)
患者，女，34岁，嗓子痛自行口服磺胺类药物后，口腔黏膜烧灼疼痛水肿，唇部不仅疼痛起疱、结痂而且出血。检查可见口腔黏膜大面积充血糜烂，可见残余疱壁，唇部有厚血痂，手、足、背及腕部附近皮肤可见数个大小不等的红斑，上有水疱或丘疹。

10. 拟诊断为
    A. 原发性疱疹性龈口炎　　　　　B. 药物过敏性口炎　　　　　　C. 三叉神经带状疱疹
    D. 天疱疮　　　　　　　　　　　E. 血管神经性水肿
【答案】B
【解析】药物过敏性口炎是药物进入体内后发生变态反应而引起的疾病，常见药物有解热镇痛药、安眠镇静药、磺胺类药、抗生素类等。本病表现为口腔黏膜烧灼感、充血发红、水肿，有时出现红斑、水疱。疱很快破溃形成糜烂或溃疡，易出血，唇部常形成黑紫色血痂，使张口受限、疼痛剧烈。皮肤病损好发于口唇周围、颜面部、四肢下部、手、足的掌背两面，以及躯干等部位。表现为红斑、丘疹、大疱等，最常见的病损为圆形红斑。根据题中描述，结合患者服药史，可诊断为药物过敏性口炎。

11. 下面哪种药物的使用是错误的
    A. 10% 葡萄糖酸钙加维生素C静脉注射　　　B. 口服泼尼松
    C. 口服氯雷他定　　　　　　　　　　　　　D. 口服氟康唑
    E. 0.05% 氯己定唇部湿敷
【答案】D
【解析】药物过敏性口炎的治疗。①首先要找出可疑致敏药物并立刻停用。②给予抗组胺药以抑制炎症活性介质的释放，可口服氯雷他定、氯苯那敏等。③10%葡萄糖酸钙加维生素C静脉注射可减轻炎症反应。④糖皮质激素，轻症者可给泼尼松，重症者可给氢化可的松。⑤特别严重时给予肾上腺素或异丙基肾上腺素。⑥全身支持疗法和局部对症处理。⑦中医辨证施治。⑧口腔局部以对症治疗及保持局部清洁镇痛消炎、预防继发感染为主，可用依沙吖啶溶液、0.05%氯己定溶液等唇部湿敷及含漱。因此选D。

12. 患者，女性，35岁，日前出现感冒症状，自行服用复方新诺明、阿司匹林等药物，现发现舌背中央出现一个大面积的水疱，破裂后形成椭圆形的浅溃疡面。最可能的诊断是
    A. 扁平苔藓　　　　　　　　B. 天疱疮　　　　　　　　　C. 药物过敏性口炎
    D. 多形性红斑　　　　　　　E. 大疱性类天疱疮
【答案】C
【解析】药物过敏口炎首先要有药物的接触史，能引起超敏反应的药物以解热镇痛药、磺胺类药、抗生素药、安眠镇静药最为常见。题干中交代患者服用了药物治疗感冒症状，导致舌背出现大面积的水疱。由此可诊断为药物过敏性口炎。扁平苔藓多见于中年女性，病因不清，可有精神创伤史的存在，题中并无交代，可排除A。天疱疮的临床特点为"尼氏征阳性、揭皮试验阳性、棘层松解现象"，患者未出现此特征表现，可排除B。

多形性红斑属于超敏反应，可在皮肤及黏膜上出现病损，当患者出现虹膜状红斑时，诊断才具有意义，排除D。大疱性类天疱疮属于自身免疫性疾病，不属于超敏反应性疾病，故排除E。

（13～16题共用题干）

患者，女性，36岁，因咽痛服磺胺药后，舌背起疱，破溃后疼痛难忍，进食受限。以往曾有类似病史。检查：舌背黏膜表面可见0.8cm×1.2cm界限清楚的糜烂面，表面有黄色假膜，渗出较多。

13. 本病例最可能诊断为
    A. 急性疱疹性龈口炎　　　　B. 黏膜血疱　　　　C. 药物过敏性口炎
    D. 白塞综合征　　　　　　　E. 接触性口炎
    【答案】C

14. 在询问病史时，应特别注意患者的
    A. 健康状况　　　　　　　　B. 吸烟史　　　　　C. 家庭发病情况
    D. 既往用药史　　　　　　　E. 局部有无创伤史
    【答案】D

15. 下列实验室检查对确诊最有帮助的是
    A. 血常规及分类　　　　　　B. 血沉　　　　　　C. 出凝血时间
    D. 嗜酸性粒细胞直接计数　　E. 血清钙
    【答案】D

16. 下列治疗措施中最重要的是
    A. 寻找并及时停用可疑药物　　　　B. 嘱患者多饮水或输液
    C. 口服大量的维生素C及维生素B　　D. 保持口腔清洁，防止继发感染
    E. 口腔局部涂布溃疡膏
    【答案】A

【解析】患者服药后出现舌背起疱的一些症状，且之前发生过此现象，可以初步诊断为药物过敏性口炎。想诊断药物过敏性口炎首先要明确患者有明确的用药史，当患者出现固定药疹时可有助于诊断，停用可疑致敏药物后，病损可愈合。当血细胞分析嗜酸性粒细胞升高时，可进一步明确诊断。治疗药物过敏性口炎首先要查清致敏源，应避免再次接触或使用。

（17～21题共用题干）

男，32岁。2天前，因牙痛服用氨酚待因后，唇、颊黏膜突然肿胀，出现水疱、糜烂。检查上下唇糜烂，形成红褐色痂皮。

17. 如要明确诊断，需要了解的病史是
    A. 遗传史　　　　　　　　　B. 药物过敏史　　　C. 外伤史
    D. 吸烟史　　　　　　　　　E. 放射治疗史
    【答案】B

18. 根据病史和临床表现，可能的诊断是
    A. 白塞综合征　　　　　　　B. 盘状红斑狼疮　　C. 药物过敏性口炎
    D. 类天疱疮　　　　　　　　E. 带状疱疹
    【答案】C

19. 确定诊断应注意鉴别的是
    A. 盘状红斑狼疮　　　　　　B. 多形渗出性红斑　C. 扁平苔藓
    D. 白色角化症　　　　　　　E. 类天疱疮
    【答案】B

20. 可用于治疗该疾病的药物是
    A. 链霉素　　　　　　　　　B. 羟氯喹　　　　　C. 氟康唑
    D. 阿昔洛韦　　　　　　　　E. 氯苯那敏
    【答案】E

21. 预防再发病的措施是
    A. 长期服用维生素　　　　　B. 注意每天锻炼身体　C. 避免服用类似药物
    D. 避免日光照射　　　　　　E. 克服舔唇不良习惯
    【答案】C

【解析】题干提供了明确的用药史，服用氨酚待因后和典型的药物过敏的临床特征"唇、颊黏膜突然肿胀，

出现水疱、糜烂",很容易确立诊断。根据患者服药后口腔黏膜出现病损,由此可诊断为药物过敏性口炎。盘状红斑狼疮、扁平苔藓及白色角化症均为白色病损,与本题临床表现无关。类天疱疮与多形渗出性红斑临床可表现为口腔黏膜的充血、水肿、糜烂,但因类天疱疮属自身免疫性疾病,临床多为慢性病程。与药物过敏性口炎病变性质临床表现相类似的只有多形渗出性红斑。本题知识点为药物过敏性口炎的治疗原则及药物。药物过敏性口炎的治疗原则为立即停用一切可疑致敏药物以及应用抗过敏药物如氯苯那敏等。药物过敏性口炎的预防原则,就是不使用类似药物。

(22～23题共用备选答案)

A. Ⅰ型变态反应　　　　　　B. Ⅱ型变态反应　　　　　　C. Ⅲ型变态反应
D. Ⅳ型变态反应　　　　　　E. 以上都不是

22. 药物过敏性口炎主要是

【答案】A

23. 血管神经性水肿主要是

【答案】A

【解析】药物过敏性口炎及血管神经性水肿均为Ⅰ型变态反应。此题属于记忆性问题。

第三单元 口腔黏膜溃疡性疾病

1. 不会发生恶变的有
   A. 白斑
   B. 扁平苔藓
   C. 慢性盘状红斑狼疮
   D. 口腔红斑
   E. 复发性阿弗他溃疡

   【答案】E

   【解析】白斑及红斑属于癌前病变或潜在恶性疾患,有恶变的概率。WHO将扁平苔藓、盘状红斑狼疮列入癌前状态的范畴,故也具有恶变的概率。依次排除。

2. 复发性口腔溃疡的确切病因是
   A. 细菌感染
   B. 病毒感染
   C. 遗传因素
   D. 营养障碍
   E. 尚不清楚

   【答案】E

   【解析】本病病因尚不明确,目前认为本病的发生是多种因素综合作用的结果。

3. 复发性口腔溃疡在临床上可分为以下哪几型
   A. 轻型、口炎型、重型
   B. 轻型、疱疹型、特殊型
   C. 轻型、疱疹型、坏死型
   D. 普通型、特殊型
   E. 充血型、溃疡型、坏死型

   【答案】A

   【解析】复发性阿弗他溃疡在临床上分为三型。分别是:轻型阿弗他溃疡、疱疹样阿弗他溃疡、重型阿弗他溃疡。

4. 口炎型口疮的特征是
   A. 一般1~5个溃疡,直径2~4mm,多发生于唇颊黏膜
   B. 多为单个大溃疡,直径超过1cm,多发于颊、软腭等处
   C. 数目多少、直径大小变化很大,可见明显的局部刺激因素
   D. 溃疡单发,病程长,呈潜掘状
   E. 多发溃疡可达几十个,直径1~2mm似"满天星",亦可融合成片,黏膜充血

   【答案】E

   【解析】口炎型口疮又称疱疹样阿弗他溃疡,疾病特点为:口腔黏膜任何部位均可发生直径小于2mm,十几个或几十个的溃疡。因溃疡数量多,直径小,故比喻为"满天星"。

5. 关于腺周口疮的临床表现,下列哪项是错误的
   A. 损害常为多个大溃疡,罕见单发
   B. 溃疡直径大于1cm
   C. 常累及深层黏膜腺组织
   D. 溃疡周围组织红肿或微显隆起
   E. 病程可达数周至数月,愈后可留瘢痕

   【答案】A

   【解析】腺周口疮又称重型阿弗他溃疡。溃疡可表现大而深,似"弹坑状",溃疡发作数量1~2个,直径多在1cm以上,深达黏膜下层或肌层,愈后可留瘢痕。

6. 治愈后会留下瘢痕的疾病是
   A. 创伤性血疱
   B. 口炎型口疮
   C. 疱疹性口炎
   D. 腺周口疮
   E. 血管神经性水肿

   【答案】D

   【解析】因为腺周口疮病损深达黏膜下层或肌层,故愈合后可留瘢痕。

7. 复发性口腔溃疡是一种有自限性疾病,通常轻型复发性口腔溃疡患者病程为
   A. 2~4天
   B. 10~14天
   C. 1个月
   D. 数月
   E. 一年之内

   【答案】B

   【解析】复发性阿弗他溃疡具有自限性、周期性、复发性。可分三型,其三型愈合时间均不一样,轻型阿弗他溃疡一般第5天左右溃疡开始愈合,10~14天溃疡愈合,不留瘢痕,故答案为B。重型阿弗他溃疡因病损深达肌层,故愈合时间长,多为一至数月,愈合后会有瘢痕产生。

8. 患者，男，24岁，主诉舌部疼痛4天，进食酸辣等刺激性食物可加剧疼痛。检查见左舌缘及舌腹有一直径1mm溃疡，"黄红凹痛"表现，基底柔软，有复发史。溃疡一周左右可自行愈合。拟诊断为
  A. 疱疹性口疮　　　　　　　　B. 球菌性口炎　　　　　　　　C. 轻型口疮
  D. 重型口疮　　　　　　　　　E. 多形性红斑
【答案】C
【解析】患者具有反复发作溃疡史，且可自愈，说明有自限性。溃疡数量少，直径未超过1cm，可排除D。探之基底为柔软可排除癌性溃疡，再加病损出现典型性的特征表现："黄红凹痛"，可诊断为轻型口疮。题中并未交代患者有簇集性水疱发生可排除A。球菌性口炎需有细菌作为致病菌才可进行相应诊断，排除B。多形性红斑是超敏反应性疾病，并无"黄红凹痛"等特征。

9. 男，50岁。反复发作口腔溃疡30余年，多见于唇、颊、舌等部位，每次数量不等，近3年来发作频繁，几乎无间歇期。溃疡较大。愈合时间长，舌部有瘢痕形成。此次悬雍垂出现一大面积的溃疡已4周，疼痛影响进食来诊。查外阴、生殖器无病损。该病所属类型是
  A. 轻型口疮　　　　　　　　　B. 口炎型口疮　　　　　　　　C. 腺周口疮
  D. 白塞综合征　　　　　　　　E. 唇疱疹
【答案】C
【解析】该患者口腔黏膜反复发生溃疡，说明具有复发性。虽愈合时间长，但是说明溃疡具有自限性及周期性。符合复发性阿弗他溃疡的基本特点，可排除E。患者检查见外阴、生殖器均无病损，可排除D。复发性阿弗他溃疡分为轻型、疱疹型、重型三类，前两型愈合后不留瘢痕，且溃疡直径小，多以唇颊舌腭黏膜多见，位置靠前。由此可排除A、B。重型口疮又称腺周口疮，溃疡发作时数量少，1~2个，溃疡直径多数大于1cm以上，溃疡深达肌层，愈后可有瘢痕产生。

10. 患者，女，36岁，主诉上唇中份疼痛3天，进食刺激性食物可加剧疼痛。口腔检查：相对右上第一中切牙唇侧黏膜见一直径为2mm溃疡，上覆假膜，溃疡基底充血，触痛明显，基底柔软。主诉近似病史约3年，每年发作8~10次，溃疡10~14天可自行愈合。拟诊断为
  A. 盘状红斑狼疮　　　　　　　B. 天疱疮　　　　　　　　　　C. 轻型口疮
  D. 重型口疮　　　　　　　　　E. 多形性红斑
【答案】C
【解析】患者口腔黏膜反复发生溃疡，且溃疡直径小于10mm，10~14天可自行愈合，说明具有复发性、周期性、自限性，符合复发性溃疡特征。因可以愈合，加之基底部柔软，可以诊断为轻型口疮。

11. 创伤性溃疡和复发性溃疡的鉴别诊断中一般不考虑
  A. 有无疼痛及疼痛程度　　　　B. 复发史　　　　　　　　　　C. 自限性
  D. 全身因素　　　　　　　　　E. 好发部位
【答案】D
【解析】创伤性溃疡和复发性溃疡的鉴别诊断一般从6个方面考虑：①年龄性别；②溃疡特征；③好发部位；④周期性复发；⑤自限性；⑥有无疼痛及疼痛程度。因此选D。

12. 创伤性溃疡的临床特征为
  A. 溃疡形态与刺激物相吻合　　B. 溃疡呈菜花状，基底有浸润　　C. 患者多有低热、乏力、盗汗
  D. 溃疡可自愈　　　　　　　　E. 溃疡表浅，周围红晕，疼痛明显
【答案】A
【解析】创伤性溃疡的形成是因为口腔黏膜长期受到机械刺激。溃疡的部位、大小、形状应与刺激因素相吻合。

13. 儿童创伤性溃疡最好发的部位是
  A. 舌缘　　　　　　　　　　　B. 颊黏膜　　　　　　　　　　C. 舌系带附近
  D. 前庭沟黏膜　　　　　　　　E. 舌背
【答案】C
【解析】考查知识点为创伤性溃疡的临床表现。无论是婴儿还是成年人，前庭沟均是创伤性溃疡的少发部位，所以首先可以排除选项D。舌缘、舌背和颊黏膜的创伤性溃疡往往由后牙咬伤所致。而儿童创伤性溃疡多是因为过短的舌系带和过锐的新萌出的下中切牙长期摩擦刺激引起的溃疡。下前牙最易引起舌系带两侧黏膜的溃疡。

（14~16题共用备选答案）
  A. 溃疡较小，表面微凹陷，少量黄色渗出，周围充血
  B. 溃疡深达黏膜下层，边缘高起，咽部及口角可见瘢痕
  C. 溃疡较深，边缘不整，基底有浸润

D. 溃疡与刺激物相邻，周缘白色水肿

E. 溃疡基底暗红色桑葚样肉芽肿，边缘鼠啮状

14. 重型阿弗他溃疡的溃疡特点为

【答案】B

15. 轻型阿弗他溃疡的溃疡特点为

【答案】A

16. 创伤性溃疡的溃疡特点为

【答案】D

【解析】应熟知重型阿弗他溃疡的临床表现，A中溃疡微凹陷不是本病的特点，D中溃疡与刺激物相邻，周缘白色水肿，是创伤性溃疡的表现，C中基底浸润是癌性溃疡的特点，E中基底暗红色桑葚样肉芽肿，边缘鼠啮状是结核性溃疡的表现。B中内容是重型阿弗他溃疡的特点。轻型阿弗他溃疡的临床表现，溃疡较小，表面微凹陷，少量黄色渗出，周围充血。创伤性溃疡是由口腔内的残根、残冠摩擦、刺激所致，其临床特点是：溃疡附近常有刺激物，并与溃疡相吻合。

17. 轻型阿弗他溃疡临床表现错误的是

A. 溃疡中间凹陷，基底不硬　　B. 周边围有约1mm的充血红晕带　　C. 表面覆有浅黄色假膜

D. 灼痛感明显　　E. 经治疗后才能愈合

【答案】E

【解析】轻型阿弗他溃疡临床表现为黄红凹痛既溃疡表面覆盖浅黄色假膜、周边围有约1mm的充血红晕带、溃疡中间凹陷，基底不硬、灼痛感明显，所以A、B、C、D均正确。阿弗他溃疡具有不治自愈的自限性。

18. 复发性轻型口腔溃疡的临床表现下列哪项是正确的

A. 损害常为单个呈圆形或椭圆形的小溃疡，边缘整齐，有红晕

B. 直径可逐渐扩大至1～2cm累及深层黏膜

C. 愈合后有瘢痕或有组织缺损

D. 病程可长达数周至数月之久

E. 一般都始发于口角区黏膜

【答案】A

【解析】复发性轻型口腔溃疡为复发性溃疡中最常见的一型。溃疡好发于唇、舌、颊、软腭等无角化或角化较差的黏膜，故可排除E。溃疡孤立散在，一般直径5～10mm，故B错误，可排除。溃疡局部有灼痛，可持续10～14天，愈合后不留瘢痕。

19. 女，34岁。口腔反复溃疡10年，加重1年。10年来口腔溃疡反复发作，近1年来发作次数明显增加，并且与月经周期有关。否认其他系统性疾病史。检查：体温37.5℃，舌前部散在多个小溃疡，直径1～2mm，溃疡边缘整齐，呈"满天星"状，周围充血明显，下颌下淋巴结肿大，最可能的诊断是

A. 复发性疱疹性龈口炎　　B. 复发性疱疹性口炎　　C. 疱疹样阿弗他溃疡

D. 重型复发性阿弗他溃疡　　E. 轻型复发性阿弗他溃疡

【答案】C

【解析】疱疹样阿弗他溃疡多发于成年女性。好发于唇、舌、颊等无角化或角化较差的黏膜，溃疡直径小于2mm，数目多，散在分布，似"满天星"，黏膜充血发红，可伴有头痛、低热、局部淋巴结肿痛等症状。根据临床症状及检查，最可能诊断为疱疹样阿弗他溃疡。

20. 患者，男，25岁，因溃疡来诊，可见患者舌腹，口底多，溃疡直径仅1～2mm，数目奇多，可达数十个或以上，散在分布，下列治疗不妥的是

A. 氯己定溶液含漱　　B. 口服西地碘　　C. 使用0.5%达克罗宁

D. 使用转移因子　　E. 使用氨苯砜

【答案】E

【解析】本题诊断为疱疹样口疮，疾病具有周期性、复发性、自限性。溃疡无特效治疗方法，治疗以消除致病因素、减轻症状、缩短病程、控制复发、缓解病情为目的。

药物治疗	局部	达克罗宁止痛、氯己定漱口液、糖皮质激素、西地碘片或地喹氯铵含片
	全身	维生素C、抗生素、转移因子
物理治疗	激光、微波照射溃疡	
中医中药治疗	六味地黄丸、龙胆泻肝丸、导赤丸	

(21～23题共用题干)

患者，男性，18岁，口腔溃疡反复发作，溃疡发作间隔时间没有规律，每次溃疡虽然数目不多，但持续时间长，经常3周都不愈合，患者痛苦不堪。此次右颊黏膜溃疡已有10余天，仍疼痛明显。口腔检查发现右颊黏膜相对第三磨牙附近有一个深在溃疡，可探至肌层，直径1cm左右，界线清楚，边缘红肿隆起。

21. 拟诊断为
  A. 口腔结核 B. 颊部鳞癌 C. 腺周口疮
  D. 轻型口疮 E. 创伤性溃疡
【答案】C

22. 对本病描述正确的是
  A. 溃疡边缘不齐，周围有浸润 B. 是细菌感染引起 C. 溃疡好发于成年人
  D. 本病具有传染性 E. 虽然愈合时间长，但有自限性
【答案】E

23. 对预后的描述正确的是
  A. 溃疡愈后不留瘢痕 B. 溃疡愈后留瘢痕 C. 溃痛长期不愈
  D. 预后局部黏膜色素沉着 E. 可能会癌变
【答案】B

【解析】根据题中相关临床表现，患者口腔黏膜反复发生直径1cm、数量少的溃疡，且愈合时间较长，疼痛较为明显，此些特点符合腺周口疮的临床表现。虽然溃疡深达肌层，直径大于1cm，愈合时间长，但是具有自限性。因腺周口疮深达肌层或黏膜下层，故愈合后可留有瘢痕。

24. 患者，女，26岁。口腔反复溃疡半年。检查见左颊黏膜有5个直径2～4mm小溃疡，圆形，边界清晰，散在。溃疡中央凹陷，基底不硬，周围有充血的红晕带，上覆浅黄色假膜。患者进食疼痛。对于该病的病因描述正确的是
  A. 由于机体免疫因素造成 B. 病因复杂，存在明显个体差异，目前尚不清楚
  C. 由于细菌、病毒感染而致 D. 由于精神紧张造成
  E. 因营养不良造成
【答案】B
【解析】目前复发性阿弗他溃疡的病因及致病机制仍不明，存在明显的个体差异，学界的趋同看法是多种因素综合作用的结果。多种因素包括免疫因素、遗传因素、系统性疾病因素、感染因素、环境因素及其他因素。

25. 患者，女性，65岁下颌义齿基托边缘锐利，下后牙前庭沟处可见一处深在溃疡，边缘隆起疼，痛不明显，最可能的诊断是
  A. 自伤性溃痛 B. 结核性溃疡 C. 癌性溃疡
  D. 压疮性溃疡 E. Riga-Fede溃疡
【答案】D
【解析】压疮性溃疡是由持久的非自伤性机械性刺激所造成，多见于老年人。残根残冠或不良修复体长期损伤黏膜，溃疡深及黏膜下层，边缘轻度隆起，色泽灰白，疼痛不明显。本例中根据其年龄特征、有不良修复体存在及临床表现，最可能的诊断应为压疮性溃疡。

26. 女，26岁。舌尖溃疡疼痛3天。口腔溃疡反复发作5年，每月发作1次。发作部位不固定，一次1～2处，7天左右可自行愈合，外阴部未发生过类似溃疡。检查发现左舌尖黏膜有一直径为2～3mm的溃疡，周边有红晕；表面覆有浅黄色假膜。可能的诊断是
  A. 轻型口疮 B. 疱疹性龈口炎 C. 口炎型口疮
  D. 白塞综合征 E. 腺周口疮
【答案】A
【解析】本题知识点为阿弗他溃疡的临床分型及表现。本题的5个选项都可出现口腔溃疡病损，但从题干可得知本病反复发作，可自愈，但无发疱期，可以首先排除B。根据溃疡发作情况，一次1～2处，直径为2～3mm大小，7天左右可自行愈合，可以排除C和E。外阴部未发生过类似溃疡，排除白塞综合征。

(27～29题共用题干)

男，36岁。3年前患空洞型肺结核，经治疗病情稳定。2个月前下唇黏膜出现一个大溃疡，疼痛明显，经抗炎治疗1个月无效。活检确诊为口腔结核。

27. 该患者溃疡的临床特征是
  A. 溃疡表浅，形状不规则，表面灰黄色假膜

B. 溃疡深大，基底呈粟粒状小结节，边缘不整，表面有污秽假膜，似"鼠啮状"
C. 溃疡深大，基底有颗粒状突起，似"菜花状"，边缘及基底有硬结
D. 溃疡较深，边缘轻微隆起，中央凹陷，表面有灰白假膜，疼痛明显
E. 溃疡表浅，面积较大，多为双侧分布
【答案】B

28. 对该患者溃疡的诊断最具价值的病理变化是
A. 形成类上皮结节，中央为干酪样坏死
B. 复层鳞状上皮坏死形成溃疡
C. 炎性细胞浸润
D. 非典型增生
E. 基底细胞液化变性
【答案】A

29. 其正确处理方法应为
A. 不治疗，观察
B. 休息和加强营养
C. 增强机体免疫功能
D. 全身给予异烟肼、链霉素和对氨基水杨酸钠标准治疗18个月
E. 全身给予异烟肼、利福平和乙胺丁醇短程治疗
【答案】E

【解析】在口腔黏膜最常见表现的是结核性溃疡、结核性肉芽肿。结核性溃疡是口腔中最常见的继发性结核损害。常以舌部最为常见，溃疡深大，基底呈粟粒状小结节，边缘不整，似"鼠啮状"结核病理变化特征为结核结节，为一种增殖性病变，结节中央为干酪样坏死，其外环绕多层上皮细胞和朗哥汉斯细胞。抗结核治疗标准方案为全身给予异烟肼、利福平和乙胺丁醇短程治疗，此方案可以取得较为理想的效果。

(30～32题共用题干)

女性患者，21岁，主诉舌尖疼痛4天，进食及说话可疼痛加重。检查可见舌尖中份及舌腹黏膜有一直径2.5mm溃疡3个，周围充血明显，上覆黄色假膜，触痛明显，基底柔软。7年来溃疡反复发作，时轻时重，近几月发作次数增多，溃疡数目增加，愈合时间延长。

30. 拟诊断为
A. 疱疹样口疮
B. 轻型口疮
C. 天疱疮
D. 重型口疮
E. 疱疹性口炎
【答案】B

31. 非本病病损的好发部位
A. 颊黏膜
B. 唇黏膜
C. 舌黏膜
D. 牙龈黏膜
E. 口底黏膜
【答案】D

32. 对于本病病因比较恰当的描述为
A. 完全是细胞免疫及体液免疫的问题
B. 由细菌和病毒感染引起的
C. 完全是遗传因素决定的
D. 完全是环境因素引起的
E. 多种因素综合作用的结果
【答案】E

【解析】此患者口腔反复发生溃疡，且个数不超5个，直径为近3mm，溃疡周围充血明显，且其上有假膜产生，由此可诊断为复发性轻型阿弗他溃疡。复发性溃疡好发于唇颊舌腭处角化不良或无角化的黏膜，并非角化完全的牙龈处。复发性阿弗他溃疡病因尚不明确，目前认为本病的发生是多种因素综合作用的结果。

(33～35题共用题干)

男性患者，68岁，口腔溃疡一月左右不见好转，疼痛明显，影响咀嚼及说话等活动。检查见牙周情况尚可，牙齿排列基本整齐，右下第二磨牙残冠边缘锐利，牙体中心可见大块牙龈息肉，相对舌缘见一深在溃疡，直径1.2cm左右，边缘轻度隆起，色泽灰白，触痛并不明显。

33. 拟诊断为
A. 轻型口疮
B. 癌性溃疡
C. 天疱疮
D. 腺周口疮
E. 创伤性溃疡
【答案】E

34. 拟采取的主要措施为
A. 口服抗生素　　　　　　B. 迅速活检　　　　　　C. 拔除残冠
D. 氯己定含漱　　　　　　E. 局部涂消炎防腐药
【答案】C

35. 本病的病因为
A. 化学性灼伤　　　　　　B. 自伤性刺激　　　　　　C. 冷热刺激伤
D. 非自伤性刺激　　　　　E. 机械刺激引起
【答案】E

【解析】患者右侧下颌有残冠，且边缘锐利，为刺激因素的存在。牙体中心可见大块牙龈息肉，说明牙齿长期处于需要治疗的阶段。刺激因素的相对舌缘，可见一深在溃疡，其溃疡与刺激因子相契合，可诊断为创伤性溃疡。对于创伤性溃疡的治疗，应首先去除局部刺激因素，拔除残冠。长期的机械刺激对黏膜可造成创伤性溃疡。

(36～37题共用备选答案)
A. 病因不清，多种因素共同作用　　B. 长期使用激素、免疫力降低、婴幼儿　　C. 病毒感染
D. 螺旋体感染　　　　　　E. 局部刺激

36. 手足口病的病因
【答案】C

37. 创伤性溃疡的病因
【答案】E

【解析】手足口病是由柯萨奇病毒引起具有小流行性的皮肤黏膜病。创伤性溃疡的发生是因为口腔黏膜长期受到机械刺激。

(38～41题共用备选答案)
A. 溃疡孤立存在，表面微凹，少量黄色渗出，周缘充血
B. 溃疡深达黏膜下，边缘高起，咽部及口角可见瘢痕
C. 溃疡与刺激物相邻，周缘白色水肿及角化
D. 溃疡较深，边缘不整，基底有浸润
E. 溃疡浅表，基底暗红色桑葚样肉芽肿，边缘鼠啮状

38. 腺周口疮的溃疡特点为
【答案】B

39. 轻型口疮的溃疡特点为
【答案】A

40. 结核性口腔溃疡的溃疡特点为
【答案】E

41. 褥疮性溃疡的溃疡特点为
【答案】C

【解析】腺周口疮又称重型阿弗他溃疡，溃疡表现大而深，似弹坑状，溃疡直径大于1cm以上，深达肌层，愈后有瘢痕。故38题选B。轻型口疮特点为，溃疡直径5～10mm，溃疡一般个数3～5个，约5天左右溃疡开始愈合，10～14天溃疡愈合，不留瘢痕。结核性溃疡关键题眼为"溃疡边缘可成鼠啮状或潜掘状"，亦可有桑葚样肉芽肿特点。褥疮性溃疡为创伤性溃疡，多发于佩戴义齿的人群。

42. 复发性阿弗他溃疡是最常见的口腔黏膜病，其患病率高达多少左右
A. 10%　　　　　　B. 30%　　　　　　C. 20%
D. 40%　　　　　　E. 50%
【答案】C

【解析】复发性阿弗他溃疡在一般人群中发病率为20%，特定人群可高达50%，女性多于男性。

43. 对于重型阿弗他溃疡患者，可用下列哪种药物做局部封闭
A. 曲安奈德混悬液　　　　B. 庆大霉素注射液 1.0mL　　　　C. 青霉素
D. 2%四环素　　　　　　E. 0.25%金霉素液
【答案】A

【解析】重型阿弗他溃疡因溃疡深达肌层，常伴有低热乏力等全身不适症状的出现，故此应用局部与全身相结合的方法来治疗。重型阿弗他溃疡可于病损局部黏膜下注射糖皮质激素，如曲安奈德、倍他米松等。

44. 轻型阿弗他溃疡发作时，溃疡的特征是
A. 浅、小、黄、痛
B. 黄、红、凹、痛
C. 深、大、黄、痛
D. 深、大、凹、痛
E. 浅、红、凹、痛
【答案】B
【解析】复发性阿弗他溃疡具有自限性、复发性、周期性。其特征为典型的"红、黄、凹、痛"。

45. 下列关于复发性阿弗他溃疡临床特点的描述，错误的是
A. 先出现密集分布的针头大小的小水疱后破溃形成溃疡
B. 病程一般为7～14天
C. 呈周期性复发且有自限性
D. 好发于中青年
E. 溃疡表现为孤立的、圆形或椭圆形的浅表性溃疡
【答案】A
【解析】复发性阿弗他溃疡有自限性、复发性、周期性。其特征为典型的"红、黄、凹、痛"。

（46～48题共用备选答案）
A. 轻型口疮
B. 重型口疮
C. 疱疹样口疮
D. 贝赫切特综合征
E. 疱疹性口炎

46. 溃疡为圆或椭圆形，直径2～4mm，边缘整齐，周围有1mm宽的红晕，溃疡数目不多，一般每次1～5个，7～14天愈合
【答案】A

47. 溃疡直径10～30mm，深达黏膜下层或肌层，或发于口腔后部，持续数周至数月，愈合后遗留瘢痕
【答案】B

48. 舌腹、口底多见，溃疡直径仅1～2mm，数目较多，可达数十个或以上，散在分布
【答案】C
【解析】轻型复发性阿弗他溃疡起初为黏膜充血水肿，继而形成浅表溃疡，圆或椭圆形，直径5～10mm，5天左右开始愈合，一般10～14天溃疡愈合，不留瘢痕。重型口疮溃疡面直径可大于10mm，大而深，似"弹坑"，可深达黏膜下层腺体及腺周组织，周围组织红肿隆起，基底微硬，表面有灰黄色假膜或灰白色坏死组织，疼痛剧烈，持续数周至数月，愈合后留瘢痕。疱疹样口疮的溃疡小而多，散在分布如"满天星"。贝赫切特综合征又称白塞综合征，口、眼、生殖器的病损是其特征。疱疹性口炎有成簇小水疱，多发生于婴幼儿。

（49～50题共用题干）
女性，45岁。唇部黏膜肿胀破溃3个月余。口腔检查：下唇左侧可见一个直径1cm的浅表、微凹；溃疡，基底有少许渗出物，渗出物下可见桑葚样肉芽肿，溃疡边缘清楚，微隆，呈鼠啮状。

49. 为明确诊断，下列哪项是最需要的
A. 结核菌素试验
B. 取渗出物直接涂片查菌丝
C. 浓缩集菌培养
D. 检查有无局部刺激因素
E. 活体组织病理学检查
【答案】A
【解析】根据临床特点，对于无复发史而又长期不愈的浅表溃疡，且溃疡边缘微隆，呈鼠啮状。应怀疑为口腔结核性溃疡，结核史及结核菌素试验有助于明确诊断。活体组织病理学检查应在感染控制后进行，否则会误诊。

50. 病理学检查示：结节中央部分有大量肿胀的组织细胞和朗格汉斯细胞，有密集淋巴细胞浸润，结合临床表现诊断为
A. 结核性溃疡
B. 复发性重型阿弗他溃疡
C. 癌性溃疡
D. 创伤性溃疡
E. 坏死性涎腺化生
【答案】A
【解析】口腔结核性炎的病理表现为结缔组织中形成多个结节，结节的中心为无结构的干酪样物质，环绕着许多上皮样细胞和朗格汉斯多核巨细胞，结节最外层为大量淋巴细胞。复发性阿弗他溃疡的病理表现为溃疡表面有纤维素渗出物形成假膜或坏死组织覆盖，固有层胶原纤维水肿变性，均质化或弯曲断裂，炎症细胞大量浸润，故B错误。癌性溃疡多为鳞状细胞癌，具有不同程度的鳞状分化，故C错误。创伤性溃疡表现为非特异性溃疡，上皮连续性破坏，表层脱落坏死形成凹陷，溃疡底部结缔组织中有炎性细胞浸润，故D错误。坏死性涎腺化生的病理表现为溃疡周围的表面上皮呈假上皮瘤样增生，腺小叶坏死，腺泡壁溶解消失，黏液外溢形成黏液池，腺导管上皮呈明显的鳞状化生，形成大小不等的上皮岛或上皮条索，故E错误。

51. 在临床上遇到创伤性溃疡，最主要的首先应该做的是
A. 抗炎治疗
B. 止痛治疗
C. 活检
D. 去除刺激物
E. 抗菌治疗

【答案】D

【解析】尽快去除刺激因素是创伤性溃疡治疗的首要措施，包括拔除残根残冠，磨改过锐牙尖和边缘嵴，修改不良修复体，纠正咬唇咬颊不良习惯，改变婴儿喂食方式，手术矫正舌系带过短等。

52. 早期孤立，直径较小的阿弗他溃疡，用何种药物灼治以促进愈合并止痛
A. 3%碘酊
B. 70%乙醇
C. 20%三氯醋酸
D. 10%硝酸银
E. 3%过氧化氢

【答案】D

【解析】治疗口腔溃疡时蘸10%硝酸银点于溃疡区数秒，溃疡面组织立刻变白，形成保护层，能防止细菌入侵，减轻理化刺激的传入，有效缓解疼痛，有利于病变区组织的愈合修复。

（53～54题共用题干）

女，65岁。戴全口义齿后，出现两侧龈颊沟疼痛2个月。检查：两侧下颌龈颊沟各有一线状溃疡，以右侧为重。义齿双侧基托边缘压迫溃疡处，义齿右侧基托边缘较长。

53. 该患者最可能的诊断是
A. 结核性溃疡
B. 义齿性口炎
C. 癌性溃疡
D. 白塞综合征
E. 创伤性溃疡

【答案】E

【解析】创伤性溃疡是指由于物理性、机械性或化学性刺激而产生的口腔软组织损害。残根、残冠的尖锐边缘，不良修复体等可使相对应的黏膜形成溃疡或糜烂面。结核性溃疡边缘微隆，呈鼠啮状，周边有倒凹，底不平呈粟粒状小结节，表面污秽假膜。排除A。癌性溃疡，溃疡深大，边缘突起，底部呈菜花样，基底及周围有硬性浸润，排除C。白塞综合征有眼口生殖器三联征，排除D。义齿性口炎好发于老年人，黏膜水肿或有黄白色条索状，斑点状假膜。

54. 该患者现阶段首选的治疗措施是
A 手术切除溃疡
B. 调磨或重做义齿
C. 抗结核治疗
D. 局部激光治疗
E. 局部止痛治疗

【答案】B

【解析】创伤性溃疡物理损伤首先应去除局部刺激因素，如拔除残根，修改或拆除不合适的修复体，磨改锐利的牙尖或切嵴。该患者由于戴全口义齿导致创伤性溃疡应调磨或重做义齿。

（55～57题共用题干）

患者，女，30岁，主诉上唇中份疼痛3天，进食刺激性食物可加剧疼痛。口腔检查：相对右上第一中切牙唇侧黏膜见一直径为2mm溃疡，上覆假膜，溃疡基底充血，触痛明显，基底柔软。主诉近似病史约3年，每年发作数次，溃疡7～10天可自行愈合。

55. 诊断为
A. 轻型口疮
B. 疱疹型溃疡
C. 腺周口疮
D. 疱疹性口炎
E. 贝赫切特综合征（白塞综合征）

【答案】A

56. 本次发病溃疡扩大，直径1～2cm，深及黏膜层，呈"弹坑状"损害，应诊断为
A. 轻型口疮
B. 疱疹型溃疡
C. 腺周口疮
D. 疱疹性口炎
E. 贝赫切特综合征

【答案】C

【解析】重型阿弗他溃疡又称腺周口疮，溃疡大而深，"似弹坑"，可深达黏膜下层腺体及腺周组织，直径可大于1cm，溃疡期持续时间较长，可达1～2个月或更久，通常1～2个溃疡。

57. 复发性口腔溃疡治疗措施中，近期疗效最佳的是
A. 口腔局部消炎，止痛、促愈合
B. 手术切除
C. 注射转移因子或口服左旋咪唑
D. 针对与发病有关的全身和局部因素治疗
E. 补充营养

【答案】C

【解析】复发性口腔溃疡的治疗可分为局部和全身治疗，但首先要保持口内清洁，病情严重时给以全身性药物，特别是免疫功能异常者。对于复发频繁且病情较重者或长期不愈的溃疡，可考虑全身治疗以减少复发并促进愈合，尤其是针对病因的治疗，如细胞免疫功能低下者，以免疫增加剂治疗，往往能提高疗效。临床上常选用转移因子、左旋咪唑、胸腺肽等，以提高患者的免疫功能。

58. 在复发性阿弗他溃疡全身治疗中，正确使用糖皮质激素类药物的方法是
    A. 泼尼松 60mg/d，分 3 次口服，控制病情后减量
    B. 泼尼松 80～100mg/d，分 3 次口服，控制病情后减量
    C. 泼尼松 100～200mg/d，分 3 次口服，控制病情后减量
    D. 泼尼松 10～30mg/d，分 3 次等量口服，溃疡控制后逐渐减量
    E. 泼尼松 60～80mg/d，分 3 次口服，控制病情后减量
    【答案】D
    【解析】复发性阿弗他溃疡全身治疗中，糖皮质激素类药物常用泼尼松，每片 5mg，开始时每日 10～30mg，每日 3 次等量服用或采取晨高暮低法，待溃疡控制后逐渐减量。选项 A、B、C、E 中泼尼松的用量稍大，可用于重症的药物变态反应性口炎。

59. 对于发作不频繁、个数较少、溃疡期较长的患者，为了减轻症状、促进溃疡面早日愈合，可用腐蚀性药物烧灼溃疡面。下列哪种药物不具备此种功能
    A. 0.5% 盐酸达克罗宁液 B. 8% 氯化锌 C. 50% 三氯醋酸
    D. 10% 硝酸银 E. 95% 乙醇
    【答案】A
    【解析】对于发作不频繁、个数较少、溃疡期较长的患者，可用腐蚀性药物烧灼溃疡使组织的蛋白凝固，形成假膜，促进溃疡愈合，腐蚀性药物有 10% 硝酸银、50% 三氯醋酸、95% 乙醇、8% 氯化锌等，故此题选择 A。选项 B、C、D、E 都是烧灼溃疡面用的腐蚀性药物。

60. 创伤性溃疡治疗中，首要措施是
    A. 局部使用抗生素 B. 局部封闭 C. 全身使用肾上腺皮质激素
    D. 尽快去除刺激因素 E. 理疗
    【答案】D
    【解析】创伤性溃疡治疗的首要措施是尽快去除刺激因素，包括拔除残根残冠，磨改过锐牙尖和边缘嵴，修改不良修复体，纠正不良习惯，改变喂养方式，手术矫正舌系带过短等，去除刺激因素后，溃疡很快明显好转或愈合。选项 A 为溃疡伴有感染者，选项 B、C 为重型溃疡的治疗，选项 E 为辅助治疗，可减少渗出促进愈合。

61. 患者口腔反复发生溃疡，1 周左右可自愈，近期发作频繁，溃疡小而多，以唇、颊、舌为主，黏膜充血、疼痛明显，唾液增多且口臭，局部淋巴结肿大。下列诊疗措施不妥的是
    A. 消炎止痛含漱液 B. 使用肾上腺皮质激素 C. 使用转移因子
    D. 注射卡介苗 E. 进行活组织检查
    【答案】E
    【解析】根据题干叙述可以判断患者最可能患的疾病是疱疹样型复发性阿弗他溃疡，治疗措施主要包括药物治疗、物理治疗和心理治疗。其中药物治疗包括局部用药、全身用药和中医中药，局部药物有消炎，镇痛，促进愈合以及糖皮质激素类药物，如软膏、含漱剂、雾化剂、凝胶、曲安奈德口腔糊剂等，全身药物有糖皮质激素、免疫抑制剂、免疫增强剂等，如地塞米松、环磷酰胺、转移因子、卡介苗、胸腺素、干扰素等。一般不需要做特别的实验室检查及活检。对大而深，病程长的溃疡，应警惕癌性溃疡的可能，必要时才做活检以明确诊断。

62. 男，78 岁。左下颌后牙黏膜出现破溃疼痛 1 年。口腔检查：左下 67 残冠，颊侧黏膜上有一个直径 1.5cm 的深溃疡，周围硬，边缘不齐，底部呈菜花状，扪诊基底部有硬结。触诊下颌下淋巴结肿大。为明确诊断，最佳辅助诊断方法是
    A. X 线片检查 B. 刮片检查 C. 结核菌素试验
    D. 活体组织病理学检查 E. 超声体层检查
    【答案】D
    【解析】此题需要先进行诊断，患者左下颌有残冠，残冠长期反复刺激造成相应处形成深的溃疡，扪诊基底部有硬结，说明基底部有浸润，下颌下淋巴结相应肿大，应诊断为癌性溃疡。对于癌性溃疡最佳且准确的辅助诊断方法为：组织活检。

63. 发生于婴儿翼钩处的溃疡最常见的是
A. Bednar 溃疡
B. 压疮性溃疡
C. 阿弗他溃疡
D. Riga-Fede 溃疡
E. 白塞综合征

【答案】A

【解析】Bednar 溃疡多发生于婴幼儿的翼钩、硬腭处，是因为婴幼儿吮吸过硬的人工奶头或吮吸手指等创伤所致的溃疡，故答案为 A。压疮性溃疡好发于佩戴义齿的患者，不良修复体长期损伤黏膜、溃疡深及黏膜下层，边缘轻度隆起、色泽灰白，疼痛不明显。阿弗他溃疡具有自限性、复发性、周期性，其特征为"红黄凹痛"。Riga-Fede 溃疡是专发生于儿童舌腹的溃疡，因舌系带过短和萌出的下乳中切牙切缘过于锐利，反复摩擦造成的溃疡。白塞综合征又称口眼生殖器三联征，三处同时发病可诊断为白塞综合征。

第四单元 口腔黏膜大疱类疾病

1. 瘢痕性类天疱疮属于
   A. 变态反应性疾病　　　　B. 感染性疾病　　　　C. 免疫缺陷病
   D. 自身免疫病　　　　　　E. 性传播疾病
   【答案】D
   【解析】类天疱疮、天疱疮、白塞综合征均属于自身免疫性疾病。

2. 皮肤尼氏征反应阳性的是
   A. 血管神经性水肿　　　　B. 盘状红斑狼疮　　　C. 疱疹样口炎
   D. 天疱疮　　　　　　　　E. 类天疱疮
   【答案】D
   【解析】天疱疮为自身免疫性疾病，其特点为"尼氏征阳性、揭皮试验阳性、棘层松解现象"。

3. 诊断天疱疮常用的临床分型不包括
   A. 寻常型　　　　　　　　B. 增殖型　　　　　　C. 落叶型
   D. 红斑型　　　　　　　　E. 结节型
   【答案】E
   【解析】天疱疮是一类严重的慢性黏膜-皮肤自身免疫大疱性疾病。临床上根据皮肤损害特点可分为寻常型、增殖型、落叶型、红斑型四种类型。其中寻常型天疱疮发生口腔黏膜损害最常见。

4. 天疱疮治疗的首选药物是
   A. 抗生素　　　　　　　　B. 糖皮质激素　　　　C. 免疫增强剂
   D. 维生素　　　　　　　　E. 以中药治疗为主
   【答案】B
   【解析】天疱疮是一种由于自身免疫异常所产生的针对上皮细胞间黏接物质的自身抗体所介导的自身免疫反应，临床上采用以糖皮质激素治疗为主。

5. 以下疾病通常不会表现为唇部糜烂的是
   A. 盘状红斑狼疮　　　　　B. 慢性唇炎　　　　　C. 多形性红斑
   D. 增殖型天疱疮　　　　　E. 大疱性类天疱疮
   【答案】E
   【解析】类天疱疮常表现为牙龈处病损呈剥脱性。

6. 天疱疮的临床特点是
   A. 疱壁薄且大而亮的疱　　B. 很少出现皮损　　　C. 易发生瘢痕粘连
   D. 疱壁厚的大血痕　　　　E. 边缘扩展阴性
   【答案】A
   【解析】首先要明确天疱疮属大疱类皮肤黏膜病，病理表现为上皮内疱。临床上皮肤、黏膜均可出现疱壁薄而透明的水疱，但口腔难以见到完整的水疱，多见鲜红色糜烂面为主，边缘扩展现象为阳性。皮肤可出现透明水疱以及尼氏征阳性。皮肤、黏膜均可受累且常见，故可排除选项B；本病愈合后不遗留瘢痕，排除选项C；天疱疮边缘扩展阳性，可排除选项E；根据其病理特征，天疱疮的典型临床表现为疱壁很薄的水疱。

（7～8题共用备选答案）
   A. 上皮内疱　　　　　　　B. 上皮下疱　　　　　C. 基底细胞空泡性变
   D. 血管狭窄或闭塞　　　　E. 上皮异常增生

7. 良性黏膜类天疱疮的病理变化为
   【答案】B

8. 口腔黏膜下纤维化的病理变化为
   【答案】D
   【解析】良性黏膜类天疱疮的主要病理变化为在上皮基底层下方形成疱，即上皮下疱。口腔黏膜下纤维化的病理变化主要为黏膜的固有层和黏膜下层发生纤维化，伴有血管的变化即管腔狭窄或闭塞。

(9～11题共用备选答案)
A. 糜烂　　　　　　　　　B. 基底层内疱　　　　　　　C. 基底层下疱
D. 基底细胞液化变性　　　E. 溃疡

9. 良性黏膜类天疱疮的主要病理变化之一是
【答案】C

10. 慢性盘状红斑狼疮的主要病理变化之一是
【答案】D

11. 天疱疮的主要病理变化之一是
【答案】B

【解析】这些问题主要考查的是疾病的病理表现，类天疱疮为上皮下疱，也称为基底层下疱；慢性盘状红斑狼疮的组织变化为棘层萎缩变薄，有时可见上皮钉突增生伸长，基底细胞液化变性；各型天疱疮组织病理学的改变的共同特征为棘层松解和上皮内疱的形成。

12. 天疱疮的激素治疗特点是
A. 急上急下　　　　　　　　　　　　　B. 口腔局部含化即奏效
C. 分为起始、控制、减量、维持等阶段　D. 可以被中药代替
E. 停药后病情不复发
【答案】C
【解析】使用激素治疗时，掌握其每个阶段的特点，分别为：起始、控制、减量、维持。

13. 良性黏膜类天疱疮又称为
A. 红斑性类天疱疮　　　B. 瘢痕性类天疱疮　　　C. 增生性类天疱疮
D. 落叶性类天疱疮　　　E. 大疱性类天疱疮
【答案】B

14. Tzanck细胞又名
A. 胶样小体　　　　　B. 颗粒细胞　　　　　　C. 角化细胞
D. 天疱疮细胞　　　　E. 诊断细胞
【答案】D
【解析】此类型属于记忆型问题。需要大家掌握。

15. 流行病学统计，女性发病多于男性的有
A. 创伤性溃疡　　　　B. 瘢痕性类天疱疮　　　C. 龋病
D. 地图舌　　　　　　E. 牙龈癌
【答案】B

16. 患者口腔黏膜多个部位可见大疱。疱壁薄易破裂，探针沿疱底向周围正常黏膜上皮轻挑可出现剥离现象。镜检可见松解的棘细胞，上皮内疱形成。其病理诊断为
A. 红斑　　　　　　　B. 白斑　　　　　　　　C. 慢性盘状红斑狼疮
D. 天疱疮　　　　　　E. 扁平苔藓
【答案】D

17. 患者，女，57岁，牙龈呈剥脱状，出血明显，尼氏征阴性，软腭处可见有白色瘢痕形成，眼睑内翻，倒睫，最可能的诊断是
A. 寻常型天疱疮　　　B. 良性黏膜类天疱疮　　　C. 增殖型天疱疮
D. 大疱性类天疱疮　　E. 以上都不是
【答案】B
【解析】患者尼氏征阴性可排除天疱疮即排除A、C。因大疱性类天疱疮主要发生于四肢后背等，排除D。因良性黏膜类天疱疮可发生剥脱性龈炎和睑球粘连等眼睛疾病，患者眼睑内翻，倒睫可诊断是为良性黏膜类天疱疮。

第五单元 口腔斑纹类疾病

1. 白斑的发病特点如下，除了
   A. 与吸烟有关 B. 女性多于男性 C. 与刺激食物有关
   D. 发病以中老年较多 E. 与某些全身因素有关
   【答案】B
   【解析】白斑可发生于口腔各部位黏膜，发生于年龄较大者，如50岁以上者，男性多发，白斑的发病与局部的长期刺激以及某些全身因素有关，吸烟是白斑最为常见的原因，食过烫或酸辣食物、嚼槟榔等也与白斑的发生有关。

2. 不属于斑纹类疾病的是
   A. 多形性红斑 B. 口腔白斑 C. 口腔红斑
   D. 扁平苔藓 E. 口腔黏膜下纤维化
   【答案】A
   【解析】口腔黏膜斑纹类疾病包括口腔扁平苔藓、口腔白色角化症、口腔白斑病、口腔红斑病、盘状红斑狼疮、白色海绵状斑痣、口腔黏膜下纤维化性变。B、C、D、E均是。多形性红斑为口腔黏膜超敏反应性疾病。

3. 与扁平苔藓发病因素无关的是
   A. 神经精神因素 B. 病毒感染 C. 过度吸烟饮酒
   D. 免疫学因素 E. 可能的遗传因素
   【答案】C
   【解析】扁平苔藓的病因和发病机制目前尚不明确，临床和基础研究结果显示可能与多种致病因素有关，如免疫因素、精神因素、内分泌因素、感染因素、微循环障碍、遗传因素、系统性疾病以及口腔局部刺激因素等其中细胞介导的局部免疫应答紊乱在其发生发展中具有重要作用。

4. 口腔扁平苔藓的癌变率约为
   A. 1% B. 5% C. 10%
   D. 15% E. 20%
   【答案】A

5. 唇红糜烂为主要特征，病史较长可造成皮肤脱色斑使唇红与皮肤界限模糊的损害是
   A. 口腔扁平苔藓 B. 慢性盘状红斑狼疮 C. 多形性红斑
   D. 类天疱疮 E. 口腔白斑
   【答案】B
   【解析】慢性盘状红斑狼疮（DLE）的好发部位是下唇唇红黏膜，初起为暗红色丘疹或斑块，随后形成红斑样病损，片状糜烂，病变区可超出唇红缘而累及皮肤，唇红与皮肤界限消失，此为DLE的特征性表现，故本题选B。

6. 下列为白斑的临床分型，除了
   A. 颗粒型 B. 增殖型 C. 均质型
   D. 溃疡型 E. 疣状型
   【答案】B
   【解析】①均质型：病损特点表现为白色斑块，微高出黏膜面，表面略粗糙，呈皱纸状，有时出现细小裂纹，一般无自觉症状，或有发涩感。②疣状型：病损表现为白色斑块，厚而高起，表面呈刺状或结节状突起，质较硬，有粗涩感。③颗粒型：病损特点为在发红的黏膜面上有细小颗粒样白色角化病损，高出黏膜面，表面不平似绒毛样，多有刺激痛。④溃疡型：病损特点为在白色斑块基础上有溃疡形成，常有明显的疼痛。

7. 男，50岁。主诉：右下牙龈处粗糙感半年，伴溃疡疼痛月余。检查：右下第一磨牙牙龈处有一个1cm×2cm大小的白色斑块，厚而高起，表现呈小结节状突起，较硬，白色斑块的右上方有一小溃疡，有触痛。组织病理学检查上皮过度角化，棘层增厚。诊断为
   A. 白色角化病 B. 均质性白斑 C. 颗粒状白斑
   D. 疣状白斑 E. 扁平苔藓
   【答案】D

【解析】白色角化病：病损附近多有机械摩擦刺激物。均质性白斑：白色斑块，微高出黏膜表面，表面略粗糙，呈皱纸状，可有细小裂纹。颗粒状白斑：损害常如三角形，底边位于口角，损害的色泽为红白间杂，红色区域为萎缩的赤斑，赤斑表面"点缀"着结节样或颗粒状白斑。疣状白斑损害隆起，表面高低不平，伴有乳头状或毛刺状突起，触诊微硬，损害区粗糙感明显，通常因溃疡形成而发生疼痛。扁平苔藓：病损为白色小丘疹，针头大，属角化病损，有白色丘疹组成各种花纹。

(8～10题共用备选答案)
A. 内分泌紊乱的中年以上妇女　　B. 有烟酒嗜好的中年以上男性　　C. 病毒感染的儿童
D. 长期使用抗生素者　　E. 患慢性胃肠道疾病者

8. 易患白斑的人群是
【答案】B

9. 白假丝酵母病易受感染的人群
【答案】D

10. 扁平苔藓好发于
【答案】A

【解析】局部刺激因素在白斑的发病中具有很重要的作用，吸烟是普通的原因；白假丝酵母病多因抗生素的大量使用，发生菌群失调，或免疫抑制剂的应用使免疫力降低；扁平苔藓发病与精神因素、免疫因素、内分泌因素、感染因素、微循环障碍因素、微量元素缺乏以及某些全身疾病有关。

11. 关于白斑的发病因素下列哪项是正确的
A. 咀嚼槟榔可导致白斑　　B. 菌斑刺激可导致白斑　　C. 戒烟可导致白斑
D. 白斑有家族遗传倾向　　E. 高血压易患白斑
【答案】A

【解析】白斑的发病因素：吸烟等理化刺激（吸烟、烈性酒、过烫或酸辣食物、嚼槟榔等）、念珠菌感染、全身因素（微量元素、遗传易感性、脂溶性维生素缺乏等），和菌斑、高血压无关。

12. 以下不属于口腔白色角化症好发部位的是
A. 颊　　B. 硬腭　　C. 唇红
D. 口底　　E. 舌背
【答案】D

【解析】口腔白色角化症又称口腔白色角化病、良性角化，是长期机械或化学刺激造成的口腔黏膜局部白色角化的斑块或斑片。口腔白色角化症可发生于口腔任何部位，尤其是唇颊舌及硬腭。并无口底处。

13. 患者，男，32岁。双颊出现白色条纹病损半年。查：双颊及下唇内侧黏膜有条形白纹。临床应诊断为
A. 球菌性口炎　　B. 扁平苔藓　　C. 癌性溃疡
D. 单纯疱疹　　E. 盘状红斑狼疮
【答案】B

【解析】扁平苔藓病损大多左右对称，可发生在口腔黏膜任何部位，以颊部最多见。病损为小丘疹连成的线状白色、灰白色花纹，花纹可表现为多种形状，也可表现为白色斑块状。

14. 以下关于口腔白斑的论述哪项是错误的
A. 一种白色或灰白色的斑块　　B. 可以发生在口腔和外阴黏膜上
C. 临床上和病理上不能被诊断为其他疾病　　D. 是一种排他性诊断
E. 不包括局部刺激引起的白色角化症
【答案】B

【解析】口腔白斑病是发生于口腔黏膜上以白色为主的损害，不能擦去，也不能以临床和组织病理学方法诊断为其他可定义的损害，属于癌前病变或潜在恶性疾患范畴。包括吸烟、局部摩擦等局部因素去除后可以消退的单纯性过角化病，不发生在外阴黏膜上。

15. 不引起剥脱性龈病损的疾病是
A. 白斑　　B. 天疱疮　　C. 扁平苔藓
D. 类天疱疮　　E. 红斑狼疮
【答案】A

【解析】天疱疮损害特点表现为口腔黏膜的大疱，疱壁薄而透明，水疱易破，出现不规则的糜烂面，破后留有残留的疱壁，并向四周退缩，发生在牙龈，易误诊为剥脱性牙龈。类天疱疮牙龈是最早出现体征的部位，最典型的表现为剥脱性龈炎样损害。糜烂性扁平苔藓可表现为牙龈的剥脱性损害，颜色鲜红，触之易出血，但

其邻接处或口腔其他部位可查见白色条纹，红斑狼疮黏膜损害为圆形或椭圆形红斑，糜烂凹下似盘状，边缘稍隆，可发生于牙龈，类似剥脱性龈炎病损，只有白斑一般不引起剥脱性龈病损。

(16～18题共用题干)

患者，男，56岁。下唇糜烂半年不愈。临床检查见下唇唇红有1cm×1.2cm红色萎缩斑，中央凹陷，边缘隆起，有放射状白色角化条纹，口腔内未见病损。

16. 如果患者同时患皮损，常见部位是

A. 躯干　　　　　　　　　B. 前胸　　　　　　　　　C. 腰背

D. 四肢　　　　　　　　　E. 头面部

【答案】E

【解析】下唇唇红黏膜是慢性盘状红斑狼疮的好发部位，初起为暗红色丘疹或斑块，随后形成红斑样病损，片状糜烂，中心凹下呈盘状，周边有红晕，在红晕外围是呈放射状排列的白色短条纹。可诊断该患者患有慢性盘状红斑狼疮，局限型主要累及头面部皮肤及口腔黏膜，A、B、C、D为慢性盘状红斑狼疮播散型的发病部位。

17. 患者不必做以下哪项进一步检查

A. 过敏试验　　　　　　　B. 组织病理检查　　　　　C. 免疫病理检查

D. 皮肤病损检查　　　　　E. 血清抗核抗体检查

【答案】A

【解析】慢性盘状红斑狼疮常检查：皮肤病损检查，可见有"角质栓"或"蝴蝶斑"；血清抗核抗体检查，可出现抗核抗体；免疫病理检查可见"狼疮带"；组织病理检查可见上皮过度角化或不全角化，上皮棘层萎缩变薄，基底细胞层液化变性，B、C、D、E均为慢性盘状红斑狼疮的检查。

18. 治疗该病可选用

A. 抗病毒药物　　　　　　B. 氯喹　　　　　　　　　C. 视黄酸

D. 抗真菌药物　　　　　　E. 氯苯那敏

【答案】B

【解析】慢性盘状红斑狼疮的治疗：尽量避免或减少日光照射、局部治疗、全身治疗。氯喹是免疫抑制剂，主要通过稳定溶酶体膜、抑制免疫等机制，而产生抗炎、减少免疫复合物的形成、减轻组织和细胞损伤。选项A为病毒感染用药，选项C用于治疗扁平苔藓，选项D用于治疗念珠菌性口炎，选项E用于治疗变态反应性疾病。

(19～21题共用题干)

患者，女性，49岁，自觉右颊黏膜粗糙感一月，伴有刺激痛。临床检查：双颊黏膜有白色条纹，呈树枝状。

19. 下列哪项可作为本病诊断的依据

A. 眼结膜充血　　　　　　B. 鼻黏膜充血　　　　　　C. 生殖器溃疡史

D. 皮损有Wickham纹　　　E. 月经紊乱

【答案】D

【解析】扁平苔藓的临床表现为黏膜上白色、灰白色线状花纹组成多种形状病损，线纹间及病损周围黏膜正常，无充血、糜烂。皮肤病损可见Wickham纹。选项A+C是贝赫切特综合征的临床特点，选项B是鼻炎的特点，选项E是灼口综合征的病因。

20. 下列哪项检查对诊断最为主要

A. 间接免疫荧光检查　　　B. 病损组织细胞培养　　　C. 脱落法细胞学检查

D. 组织病理学检查　　　　E. 甲苯胺蓝染色检查

【答案】D

【解析】组织病理见上皮过度不全角化、基底层液化变性以及固有层有密集的淋巴细胞呈带状浸润可诊断为扁平苔藓。选项A为盘状红斑狼疮的检查，选项B不能得到交界组织的损害情况，选项C多用于大规模防癌普查，选项E主要用于早期鳞癌的检查。

21. 下列哪项不是该病特点

A. 女性多发　　　　　　　B. 男性多发　　　　　　　C. 口腔病损多部位发生

D. 口腔病损具对称性　　　E. 皮损有Wickham纹

【答案】B

【解析】该疾病是中年女性多发。

22. 口腔黏膜白斑临床上可有的表现是
 A. 白色凝乳状假膜　　　　　B. 树枝状白色花纹　　　　　C. 放射状白色花纹
 D. 黄白色假膜　　　　　　　E. 白色皱纹纸状斑块
【答案】E
【解析】白斑在临床上可分为均质型和非均质型两大类。均质型可表现为斑块状、皱纹纸状等，而非均质型临床上以颗粒状、疣状及溃疡状为主，A、B、C和D都不是白斑的临床表现，只有E是典型的口腔白斑表现。

（23～26题共用题干）

女，50岁。以颊黏膜粗糙感、反复刺激性疼痛就诊。检查：双颊黏膜及下唇红有网状白纹，右颊及唇红病损，轻度充血。

23. 可作为本病诊断依据的是
 A. 眼结膜充血　　　　　　　B. 鼻出血史　　　　　　　　C. 皮损有Wickham纹
 D. 皮肤靶形红斑　　　　　　E. 皮肤大疱形成
【答案】C

24. 如需明确诊断，最可靠的检查是
 A. 活检组织做病理检查　　　B. 病损组织细胞培养　　　　C. 脱落细胞涂片检查
 D. 药物诊断性治疗　　　　　E. 病损区甲苯胺蓝染色
【答案】A

25. 该病例最可能的诊断为
 A. 盘状红斑狼疮　　　　　　B. 多形渗出性红斑　　　　　C. 扁平苔藓
 D. 白色角化病　　　　　　　E. 类天疱疮
【答案】C

26. 鉴别诊断时最需与该疾病鉴别的是
 A. 盘状红斑狼疮　　　　　　B. 多形渗出性红斑　　　　　C. 口腔溃疡
 D. 白色海绵状斑痣　　　　　E. 白色角化症
【答案】A
【解析】扁平苔藓的诊断依据典型的临床表现和病理表现。题干中所述的"双颊黏膜及下唇白色网纹"符合扁平苔藓对称、多部位发生、好发于颊黏膜等典型的临床特点，但下唇的白色网纹也不能排除盘状红斑狼疮的可能性。因此，皮损的表现特点和部位可有助于临床诊断。选项A、B、D和E的皮损特点都与本题口腔黏膜病损无关。对于扁平苔藓来说，典型的临床表现结合组织病理检查是诊断的"金标准"。扁平苔藓的特征性病损是黏膜白色角化条纹，选项B、C多形渗出性红斑和口腔溃疡不出现此病损，首先可排除；白色海绵状痣和白色角化症虽然是白色病损，但不表现网纹样病损。

（27～29题共用题干）

男，60岁，体检时检查发现舌背部白色斑块。患者吸烟30年，每天20支，检查右侧舌背部可见2cm×1.3cm均质白色斑块，边界清楚，未见充血糜烂，口腔其他部位黏膜未见花纹。

27. 根据病史和临床表现，可能的诊断是
 A. 地图舌　　　　　　　　　B. 盘状红斑狼疮　　　　　　C. 念珠菌舌炎
 D. 口腔白斑病　　　　　　　E. 扁平苔藓
【答案】D

28. 如需明确诊断，最可靠的检查是
 A. 活检组织做病理检查　　　B. 病损组织细胞培养　　　　C. 脱落细胞涂片检查
 D. 药物诊断性治疗　　　　　E. 病损区甲苯胺蓝染色
【答案】A

29. 可采取的治疗方法和措施是
 A. 脱敏治疗　　　　　　　　B. 化疗　　　　　　　　　　C. 手术治疗
 D. 抗生素治疗　　　　　　　E. 放射治疗
【答案】C
【解析】题干提供了典型的白斑表现"2cm×1.3cm均质白色斑块，边界清楚"，口腔其他部位黏膜未见白色花纹。白斑的明确诊断需依赖组织病理学检查。目前来说，白斑尚无理想的治疗方法，临床上此类患者首要的措施是除去各种刺激因素，定期复查。对于范围较小的白斑（<2cm）或白斑区发生溃疡或基底变硬、表面增厚显著时，应及早予以手术切除。

30. 关于白斑的临床分型下列哪项说法是错误的
A. 分为均质型和非均质型
B. 非均质性分为疣状型、颗粒型和溃疡型
C. 均质型表现为均质斑块或表面有皱褶
D. 疣状型属于非均质型
E. 非均质性包括疣状型、颗粒型和萎缩性

【答案】E

【解析】白斑可分为均型和非均质型。均质型的特点为：皱纹纸状，略高于黏膜。而非均质状有颗粒型、溃疡型、疣状型。

31. 白斑的好发部位是
A. 口底黏膜
B. 舌腹黏膜
C. 颊、舌黏膜
D. 软、硬腭黏膜
E. 唇红及唇黏膜

【答案】C

【解析】白斑可发生口腔黏膜任何部位，以颊黏膜最多见，唇、舌较多。上腭及牙龈还有口底比较少见。

32. 与OLP发病因素无关的有
A. 神经精神因素
B. 感染因素
C. 创伤因素
D. 免疫学因素
E. 遗传因素

【答案】C

【解析】OLP又称口腔扁平苔藓，是具有潜在恶变风险，因此WHO将其列为癌前状态。OLP发病机制尚不明确，可能与多种因素有关。可包括：感染因素、精神神经因素、遗传因素、免疫学因素等。无创伤因素，故排除C。

33. 白斑的诊断最确切的是
A. 组织病理检查
B. 血液生化检查
C. 家族史
D. 临床检查
E. 直接免疫荧光检查

【答案】A

【解析】白斑的诊断需根据临床表现和病理表现作出综合判断才能完成。脱落细胞检查和甲苯胺蓝染色等可辅助诊断。当白斑可疑癌变时，可做组织活检，更为准确。

34. 慢性盘状红斑狼疮好发于口腔黏膜的
A. 颊部黏膜
B. 舌背黏膜
C. 下唇黏膜
D. 上唇黏膜
E. 上腭黏膜

【答案】C

【解析】盘状红斑狼疮可出现皮肤及黏膜的病损。当患者出现口腔损害时，损害可发生在口腔任何部位，以下唇唇红部多见，可能与下唇易受日光照射有关。

35. 慢性盘状红斑狼疮在皮肤的典型表现是
A. 多形性红斑
B. 蝶形红斑
C. 靶形红斑
D. 疱形红斑
E. 萎缩性红斑

【答案】B

【解析】盘状红斑狼疮可出现皮肤及黏膜的病损。80%的盘状红斑狼疮病损发生于面部、头皮、颈部等光暴露的部位。以头面部最为常见，表现为界限清楚的紫红色丘疹或斑块，呈蝴蝶状，称为蝴蝶斑。其表面有黏着性鳞屑，去除鳞屑后可见扩张的毛囊孔里有"角质栓"。

36. 患者，女，38岁，自觉左颊黏膜粗糙半月，有时伴有刺激痛。临床检查见双颊黏膜有网状条纹，左颊黏膜充血。以下哪项还可以作为诊断依据
A. 鼻充血
B. 眼结膜充血
C. 外阴溃疡史
D. 月经紊乱
E. 皮肤有Wickham纹

【答案】E

【解析】中年女性患者口腔两颊黏膜出现网状条纹，其呈对称性。现出现左侧黏膜粗糙半个月，且颊黏膜充血。可初步怀疑为扁平苔藓，扁平苔藓不仅在黏膜上可出现对称的网状条纹，还可在皮肤上有Wickham纹的出现。

37. 患者，女，35岁，发现舌背白色病损4个月，检查发现其舌背左侧约0.5cm×0.5cm白色角化条纹。边界欠清楚，表面光滑略呈淡紫色。患者发病前有精神创伤史，下肢皮肤有多角形紫红色丘疹，表面有Wickham条纹。分析该患者，诊断可能是

A. 白斑 B. 扁平苔藓 C. 白色角化症
D. 梅毒斑 E. 盘状红斑狼疮

【答案】B

【解析】根据临床表现进行疾病诊断。患者为中年女性，不仅有精神创伤史，也在口腔及皮肤上均出现病损表现。口腔病损呈白色角化条纹，皮肤上有Wickham纹的出现，可诊断为扁平苔藓。

38. 患者，女，42岁，下唇唇红发生椭圆形红斑糜烂，边缘稍隆，周边有红晕并见毛细血管扩张及红晕周围呈放射状排列的细短白纹。病损区超出唇红缘累及皮肤，唇红与皮肤界限消失。拟诊断为

A. 糜烂性唇炎 B. 唇扁平苔藓 C. 唇盘状红斑狼疮
D. 腺性唇炎 E. 变态反应性唇炎

【答案】C

【解析】患者下唇唇红发生红斑且糜烂，其红斑周围有红晕及红晕周围有白色的放射状短条纹，由此可诊断为盘状红斑狼疮。

39. 患者，女，41岁，下唇糜烂半年不愈。临床见下唇唇红缘有一1cm×1.5cm红色萎缩斑，中央凹陷，边缘隆起有放射状白色角化条纹。口内未见其他病损。下列因素中可能与患者发病关系最为密切的是

A. 内分泌因素 B. 消化道因素 C. 心血管
D. 冷热刺激 E. 日光照射

【答案】E

【解析】患者下唇唇红部出现红色斑块，糜烂半年，红斑中央凹陷，其边缘有放射状白色条纹。此特点符合盘状红斑狼疮的口腔表现，故此诊断为盘状红斑狼疮。盘状红斑狼疮的口腔病损好发于下唇部，可能与下唇易受日光照射有关。

40. 患者，男，45岁，发现左颊黏膜白色斑块1个月，临床检查：除左颊孤立性白色斑块外未发现其他病损。下列哪项提供的信息不足以作为本病的发病因素

A. 吸烟习惯 B. 病损局部机械刺激 C. 白念珠菌感染
D. 唾液pH值偏高 E. 嗜酒习惯

【答案】D

【解析】患者口腔黏膜中出现白色斑块1个月，其白色病损为独立的白色斑块。可暂时诊断为白斑。能够引起白斑的因素中不包括唾液pH值偏高。唾液pH值偏高可能是胃酸过多引起的。

41. 患者，男，38岁。吸烟10年，已戒烟1年。双颊黏膜及舌背黏膜有片状白色均质的斑块，表面高低不平。质地稍硬，不能被擦掉。该患者白色病损最可能的临床印象是

A. 白色水肿 B. 伪膜型念珠菌病 C. 皮脂腺异位
D. 白斑 E. 扁平苔藓

【答案】D

【解析】患者为烟龄10年的男性。口腔内出现对称的白色斑块，呈均质状，略高于黏膜，不能被擦去。可与ABCE进行相鉴别，故答案为D。急性假膜型念珠菌病用力可将白色病损擦去。白色水肿是多见于颊黏膜，黏膜增厚发白，但很柔软，口镜牵拉后，白色病损可以减轻或消失。皮脂腺异位又称迷脂症，两颊黏膜及唇部黏膜多见，为正常现象。扁平苔藓为中年女性多见，虽病因尚不明确但与吸烟因素关系不大，且黏膜可出现白色的角化条纹。

42. 以下哪项措施不宜用于白斑治疗

A. 口服维生素A B. 硝酸银烧灼 C. 戒烟
D. 手术切除 E. 局部涂鱼肝油

【答案】B

【解析】此题考查的是白斑的治疗方法。白斑的治疗目前尚无根治方法，其治疗原则是：卫生宣教、消除局部刺激因素、监测并预防癌变。治疗药物可用维生素A及维生素A酸、维生素E、鱼肝油等，还可手术治疗：切除。硝酸银烧灼治疗属于刺激病损，故不可使用该方法。

43. 非糜烂性扁平苔藓的主要自觉症状是

A. 轻度刺激痛 B. 剧烈自发痛 C. 咬合痛
D. 持续性钝痛 E. 放射痛

【答案】A

【解析】非糜烂性扁平苔藓表现为黏膜上白色、灰白色线状花纹组成多种形状病损，线纹间及病损周围黏膜正常，无充血、糜烂。患者多无症状或偶有刺激痛。

44. 男，40岁，主诉颊黏膜白色斑块约1年。检查可见左侧颊黏膜约1cm×1.5cm的白色斑块，边界清楚，微高出黏膜，表面有毛刺状突起。此病的诊断可能是
   A. 颗粒型白斑　　　　　　　　B. 均质性白斑　　　　　　　　C. 疣状型白斑
   D. 慢性盘状红斑狼疮　　　　　E. 口腔扁平苔藓
   【答案】C
   【解析】本题是病例题，需从题干中找出答题依据。"白色斑块，边界清楚未提及网纹，表明口腔白斑病的可能性大，可排除D和E。题干中未提及病损有红白颗粒，可排除A。口腔白斑病中"表面有毛刺状突起"提示可能是疣状型白斑。

45. 患者，男，50岁。主诉：右下牙龈处粗糙感半年，伴溃疡疼痛月余。检查：右下1牙龈处有一个1cm×2cm大小的白色斑块，厚而高起，表现呈小结节状突起，较硬，白色斑块的右上方有一小溃疡，有触痛。组织病理学检查上皮过度角化，棘层增厚。诊断为
   A. 白色角化病　　　　　　　　B. 均质型白斑　　　　　　　　C. 颗粒状白斑
   D. 疣状白斑　　　　　　　　　E. 扁平苔藓
   【答案】D

46. 患者，男，29岁，张口困难，双侧颊黏膜可见大范围灰白色条索，触之坚韧而弹性差，咀嚼槟榔已经有5年余。最可能的诊断是
   A. 白色水肿　　　　　　　　　B. 白色角化病　　　　　　　　C. 白色海绵状痣
   D. 口腔黏膜下纤维化　　　　　E. 以上都不是
   【答案】D

47. 属于癌前期病变的是
   A. 白色水肿　　　　　　　　　B. 白色角化症　　　　　　　　C. 白皱病
   D. 结核性溃疡　　　　　　　　E. 均质性白斑
   【答案】E
   【解析】癌前病变有白斑、红斑。白色水肿、白皱病、白色角化症属于癌前状态。

48. 口腔扁平苔藓最主要的临床表现是
   A. 白色角化条纹　　　　　　　B. 色素沉着　　　　　　　　　C. 糜烂
   D. 溃疡　　　　　　　　　　　E. 水疱
   【答案】A
   【解析】OLP病损为角化的小丘疹连成的线状白色、灰白色花纹，属异常角化病损。白色花纹可组成网状、树枝状、环状或半环状等多种形状，也可表现为白色斑块状。病损大多左右对称，可发生于口腔黏膜任何部位，以颊部多见。病损区黏膜可为正常，或发生出血、糜烂、溃疡、萎缩和水疱等。可有色素沉着。但最主要临床表现是线状白色、灰白色花纹。

49. 不易癌变的白斑类别是
   A. 疣状型白斑　　　　　　　　B. 白斑呈白皱纸状　　　　　　C. 白斑基底有浸润
   D. 发生在左侧舌腹部的白斑　　E. 无明确原因的白斑
   【答案】B
   【解析】口腔白斑属癌前病变，其癌变率为3%～5%。易癌变的白斑类型：位于舌缘、舌腹、口底以及口角等危险部位，疣状型、颗粒型、溃疡型，具有上皮异常增生者；患有白念珠菌感染者；病变时间较长者；有刺激痛或自发痛者。

50. 可促使扁平苔藓病损加剧的药物是
   A. 青霉素　　　　　　　　　　B. 异烟肼　　　　　　　　　　C. 雷公藤
   D. 维生素　　　　　　　　　　E. 泼尼松
   【答案】B
   【解析】扁平苔藓是一种慢性炎症性的皮肤病，临床可表现为紫红色的扁平丘疹（故又称扁平红苔藓）。目前该病的病因尚不明确。考虑与免疫异常、精神紧张、病毒感染、遗传等有一定关系，某些药物如异烟肼、奎尼丁等可引起扁平苔藓样药疹或加重此病，故选B；扁平苔藓与细菌感染关系不大，青霉素不是其主要治疗药物，排除A；雷公藤属于免疫抑制剂类，可用于扁平苔藓的全身治疗，排除C；维生素的代谢中间产物视黄酸（维A酸）类药物可用于局部治疗，排除D；泼尼松属于肾上腺皮质激素，用于全身治疗，排除E。

51. 口服雷公藤适用于
   A. 复发性口腔溃疡　　　　　　B. 药物过敏性口炎　　　　　　C. 接触性口炎

D. 扁平苔藓　　　　　　　　　　E. 白斑

【答案】D

【解析】雷公藤适用于红斑狼疮等结缔组织与自身免疫性疾病，可用于口腔扁平苔藓的治疗。

(52～54题共用题干)

患者，男，38岁，发现左上第二前磨牙腭侧牙龈发白3天，检查见患部有1cm×0.5cm大小白色角化斑块，表面呈刺状。

52. 下列哪项信息无助于诊断或者鉴别诊断
　　A. 家族史　　　　　　　　　B. 梅毒病史　　　　　　　　C. 局部残根、残冠
　　D. 吸烟　　　　　　　　　　E. 药物过敏史

【答案】E

53. 下列哪项措施对确立诊断最为关键
　　A. 直接免疫荧光检查　　　　B. 涂片检查　　　　　　　　C. 血化验
　　D. 组织病理检查　　　　　　E. 甲苯胺蓝染色

【答案】D

54. 下列哪项是本病的治疗措施之一
　　A. 激素治疗　　　　　　　　B. 免疫调整　　　　　　　　C. 给予抗生素
　　D. 心理治疗　　　　　　　　E. 追踪观察

【答案】E

【解析】患者左上腭侧牙龈处发白3天，且患部有1cm×0.5cm大小的角化斑块，表面呈刺状。初步诊断为非均质型白斑。对于白斑的诊断尤为重要，较为准确的是组织活检。白斑的发病原因尚不清楚，可能与局部长期刺激及某些全身因素有关。如：烟酒理化刺激、白念珠菌感染、人乳头瘤病毒的感染，甚至是微量元素的缺乏。但白斑的发生与药物过敏无关，药物过敏可引起药物过敏口炎。对于白斑防治的重要手段是组织病理活检和定期随访。

(55～57题共用题干)

患者，女，48岁，有口腔黏膜粗涩感，进刺激食物感疼痛半年，检查发现其舌背左右各一黄豆大小白色病损，浅淡，表面乳头消失，质软。双颊自口角至颊脂垫尖处广泛白色角化网纹，基底充血发红。双舌缘舌腹也可见类似病损。

55. 询问病史及临床检查时应注意以下几点，除了
　　A. 皮肤有无损害　　　　　　B. 指（趾）甲有无病损　　　C. 外生殖器有无病损
　　D. 有无肺结核史　　　　　　E. 发病前有无精神因素

【答案】D

56. 对该患者的诊断最可能是
　　A. 增殖性念珠菌病　　　　　B. 假膜型念珠菌病　　　　　C. 皮脂腺异位
　　D. 扁平苔藓　　　　　　　　E. 白斑

【答案】D

57. 最恰当的治疗方案为
　　A. 手术切除　　　　　　　　B. 长期抗真菌治疗，定期复查　　　C. 不需治疗及随访
　　D. 全身长期大剂量激素治疗　E. 消除可能的诱因，局部或全身治疗，定期复查

【答案】E

【解析】患者为中年女性，其舌背左右各一白色病损，说明病损呈对称性。黏膜有进食刺激痛，双侧颊黏膜有广泛白色角化网纹。根据这些特点可初步诊断为该疾病是口腔扁平苔藓（OLP）。OLP的临床表现中并无肺结核史，具有结核史的疾病是结核性溃疡。对于OLP的治疗，目前尚无特效的治疗方法，首先应先消除可能的刺激因素，对于病损区域可局部或全身进行治疗，定期追踪随访。

(58～61题共用备选答案)
　　A. 易患水痘的人群　　　　　B. 易患白念珠菌感染的人群　　C. 易患白斑的人群
　　D. 易患扁平苔藓的人群　　　E. 易患游走性舌炎的人群

58. 患胃肠道疾病者

【答案】E

59. 长期服用抗生素者

【答案】B

60. 内分泌紊乱的中年以上妇女
【答案】D
61. 有烟酒嗜好的中年男性
【答案】C
【解析】游走性舌炎又称地图舌，病因尚不清楚，儿童发生地图舌常与患胃肠道疾病有关。当患者长期服用抗生素或激素时，会使机体菌群失调，念珠菌大量繁殖，即会导致念珠菌的感染。内分泌紊乱的中年女性易患OLP。吸烟饮酒的中年男性是白斑的好发人群。

（62～63题共用备选答案）
A. 成簇的小水疱，可发生于口腔黏膜的任何部位
B. 口腔寻常狼疮
C. 皮肤上有Wickham纹
D. 唇红黏膜出现放射状或平行排列的细白纹
E. 靶状红斑

62. 慢性盘状红斑狼疮的临床表现有
【答案】D
63. 扁平苔藓的临床表现有
【答案】C
【解析】盘状红斑狼疮可有皮肤及口腔黏膜的病损表现。口腔病损可发生在口腔任何部位，以下唇唇红多见，可能与日光照射有关，故在唇红部呈现为红斑周围出现放射状的短白色条纹。扁平苔藓的病损可发生在皮肤、黏膜、指甲、生殖器，口腔病损常呈对称的白色角化网状条纹，皮肤则有Wickham纹的存在。

（64～66题共用备选答案）
A. 牙龈   B. 颊黏膜   C. 上腭
D. 舌背   E. 下唇唇红

64. 扁平苔藓的好发部位为
【答案】B
65. 类天疱疮的好发部位为
【答案】A
66. 盘状红斑狼疮的好发部位为
【答案】E
【解析】扁平苔藓的病损可发生在皮肤、黏膜、指甲、生殖器。口腔病损中最好发于颊部，病损多呈对称性。类天疱疮的病损好发位置于牙龈处。盘状红斑狼疮可发生于皮肤中的头面部呈蝴蝶斑，口腔损害好发于任何部位，以下唇唇红部多见。

67. 对急性大面积或多灶性糜烂性扁平苔藓的糖皮质激素治疗应采用
A. 大剂量，短疗程   B. 大剂量，长疗程   C. 小剂量，短疗程
D. 小剂量，长疗程   E. 以上均不是
【答案】C
【解析】当局部治疗OLP时，可选择全身用药。对于顽固性糜烂型OLP可给予短期、小剂量糖皮质激素治疗。

68. 与口腔白斑病发病无关的因素有
A. 吸烟等理化刺激   B. 念珠菌感染   C. 细菌感染
D. 微循环障碍   E. 遗传素质
【答案】C
【解析】白斑的发病原因目前尚不清楚。可能与局部长期刺激及某些全身因素有关，可以是烟酒等理化刺激、白念珠菌的感染、微量元素的缺乏等。

69. 下列关于疣状白斑，说法错误的是
A. 表面有毛刺状突起   B. 常有粗糙感   C. 有明显的局部刺激因素
D. 与烟酒刺激无关   E. 损害明显高出黏膜表面
【答案】D
【解析】此题考查的是白斑的发病因素。白斑的发病原因目前尚不清楚。可能与局部长期刺激及某些全身因素有关，可以是烟酒等理化刺激、白念珠菌的感染、微量元素的缺乏等。

70. 男，62岁。舌部出现白色病损3年加重半年。查：舌背两侧各有一块约1～1.2cm白色斑块，双颊白色斑块存在。临床诊断应与下列哪种疾病鉴别

A. 天疱疮 B. 盘状红斑狼疮 C. 口腔扁平苔藓
D. 单纯疱疹 E. 以上均不是

【答案】C

【解析】患者为中年男性，其舌背两侧出现白色斑块3年，现白色病损加重半年，白斑呈对称性。可暂时诊断为白斑。白斑属于斑纹类疾病，应与OLP进行相鉴别诊断，OLP中年女性多见，口腔病损亦可对称性发生。白斑还可与白色角化症、白色水肿、白色海绵状斑痣、迷脂症、念珠菌病、扁平苔藓病相鉴别。

71. 口腔扁平苔藓属于
A. 急性感染性疾病 B. 免疫缺陷性疾病 C. 过敏性疾病
D. 自身免疫性疾病 E. 慢性炎症性疾病

【答案】E

【解析】口腔扁平苔藓（OLP）是一种皮肤-黏膜慢性炎症性疾病，一般认为发病可能与心理因素、内分泌因素、病毒感染、自身免疫和遗传有关。其中，细胞介导的局部免疫应答紊乱在OLP的发展中具有重要作用。

72. 患者，男性，45岁，体检时发现右侧口角区黏膜有黄白色粟粒大小斑点呈丛集性分布，无明显自觉症状，上唇唇红处也有类似病损。最可能的诊断是
A. 复发性唇疱疹 B. 白斑病 C. 口腔扁平苔藓
D. 迷脂症 E. 疱疹性口炎

【答案】D

【解析】患者口角区域黏膜出现粟粒样大小的丛集小斑点，患者无自觉症状，根据此特点可诊断为迷脂症。迷脂症属皮脂腺异、错位。黏膜上可有散在或成簇团块状的粟粒大小的淡黄色或黄白色的斑疹或丘疹。

第六单元 唇舌疾病

1. 与慢性唇炎无关的因素
   A. 气候条件　　　　　　　B. 烟酒刺激　　　　　　　C. 先天遗传
   D. 不良习惯　　　　　　　E. 化妆品等的刺激
   【答案】C
   【解析】慢性唇炎未发现与先天遗传有关。慢性唇炎病因目前尚不明确，一般与温度、化学、机械刺激性因素等长期持续性刺激有关，如：寒冷、气候干燥、风吹等。与先天遗传无关。

2. 地图舌的病损边缘表现为
   A. 丝状乳头片状剥脱　　　B. 红色光滑区　　　　　　C. 糜烂
   D. 凹陷　　　　　　　　　E. 隆起
   【答案】E
   【解析】地图舌好发于舌背、舌缘等部位。病损呈片状乳头萎缩，呈不规则的红斑区域，边缘表现为丝状乳头增厚呈微隆起的边缘。

3. 患者，女性，65岁，发现舌背红色斑块1年，病损时常变换位置，无自觉症状，偶有刺激，患者的诊断不可能是
   A. 游走性舌炎　　　　　　B. 地图样舌炎　　　　　　C. 地图舌
   D. 溃疡性舌炎　　　　　　E. 萎缩性舌炎
   【答案】D
   【解析】地图舌又称游走性舌炎、地图样舌炎。表现为中央区丝状乳头萎缩引起萎缩，周围丝状乳头增生引起稍隆起。病损的位置和形态不断变化，似在"游走"，患者舌背出现斑块性病损，病损时常变换位置，符合游走特征。

4. 慢性唇炎发病的重要原因是
   A. 饮食不当　　　　　　　B. 心理障碍　　　　　　　C. 因干燥而有舔唇不良习惯
   D. 高血压　　　　　　　　E. 以上都不是
   【答案】C
   【解析】慢性唇炎病因目前尚不明确，一般与温度、化学、机械刺激性因素等长期持续性刺激有关，如：寒冷、气候干燥、风吹等。

5. 地图舌是一种
   A. 慢性增生性舌炎　　　　B. 急性萎缩性舌炎　　　　C. 慢性萎缩性舌炎
   D. 病毒感染性舌炎　　　　E. 慢性营养不良性舌炎
   【答案】C
   【解析】地图舌是一种浅表性非感染性的舌部炎症，常以丝状乳头萎缩为特征。

6. 以下哪项不是舌体上分布的乳头
   A. 轮廓乳头　　　　　　　B. 叶状乳头　　　　　　　C. 丝状乳头
   D. 切牙乳头　　　　　　　E. 菌状乳头
   【答案】D
   【解析】舌背有四种乳头的存在，分别是丝状乳头、菌状乳头、轮廓乳头、叶状乳头。而切牙乳头为一黏膜隆起，在切牙后1cm左右，位于腭中缝前端，左右上颌中切牙间之硬腭，深面为切牙孔，亦称腭乳头。

7. 维生素B缺乏除有口角炎外，还表现为
   A. 鼻炎、唇炎　　　　　　B. 鼻炎、舌炎　　　　　　C. 舌炎、唇炎
   D. 咽炎、唇炎　　　　　　E. 鼻炎、咽炎
   【答案】C
   【解析】维生素B缺乏是由B族维生素缺乏引起的多种疾病的总称。不同的维生素缺乏可引起不同的疾病，维生素B的缺乏可引起口角炎、舌炎、唇炎、眼炎、继发性贫血等。

8. 毛舌发生在
   A. 舌背　　　　　　　　　B. 舌尖　　　　　　　　　C. 舌根
   D. 舌缘　　　　　　　　　E. 口底

【答案】A

【解析】毛舌是舌背丝状乳头过度伸长和延缓脱落形成的毛发状损害。好发于舌背中后部，也可累及整个舌背。

9. 以下哪项不是丝状乳头萎缩的原因
   A. 贫血　　　　　　　　　　B. 舔唇习惯　　　　　　　　C. 维生素B缺乏
   D. 真菌感染　　　　　　　　E. 地图舌

【答案】B

【解析】丝状乳头萎缩可由多种原因引起，选项中的舔唇习惯是可以造成慢性唇炎的因素，根据排除法进行排查。

10. 患者，女，56岁。舌背后1/3处存在散在肿大突起，轮廓清晰，发红。疼痛不明显，患者无意间发现，恐慌来诊。患者的诊断为
    A. 叶状乳头炎　　　　　　　B. 菌状乳头炎　　　　　　　C. 轮廓乳头炎
    D. 舌癌　　　　　　　　　　E. 丝状乳头炎

【答案】C

【解析】舌乳头在舌背有四种表现形成，分别是丝状乳头、菌状乳头、轮廓乳头、叶状乳头。每种乳头可因一些因素引起萎缩或肿胀的表现，形成乳头炎。题中交代患者的舌背后1/3处有散在肿大，疼痛不明显。根据肿大位置可判定为是轮廓乳头肿大，导致乳头炎的发生。

丝状乳头炎	黏膜的表面萎缩消失，全舌鲜红，光滑如镜面
菌状乳头炎	分布于舌前和舌尖部，炎症时可以肿胀、充血、灼热、疼痛不适等
叶状乳头炎	分布于舌缘后部，靠近咽部，为5～8条纵行皱襞。炎症时红肿，常有明显的不适感

11. 游走性舌炎患者可能有的症状是
    A. 自发痛　　　　　　　　　B. 口干　　　　　　　　　　C. 冷热痛
    D. 烧灼刺激痛　　　　　　　E. 阵发性疼痛

【答案】D

【解析】游走性舌炎表现在舌背、舌尖、舌边缘等处出现大小不等的红斑，形状不规则，外围有一圈白色或黄白色的边界，形似地图而得名；一般无自觉症状，仅在吃刺激性食物时有舌头发痒、烧灼痛或麻刺感。

12. 梅-罗综合征的临床表现为
    A. 裂纹舌、口角炎、腺性唇炎　　B. 裂纹舌、面瘫、面部肿胀　　C. 地图舌、口角炎、贫血
    D. 地图舌、面瘫、贫血　　　　　E. 舌乳头炎、面瘫、肉芽肿性唇炎

【答案】B

【解析】梅-罗综合征以复发性口面部肿胀、复发性面瘫、裂舌三联征为临床特征。除三联征外，还可出现复发性颅自主神经系统的症状。

13. 关于地图舌，下列哪种说法是对的
    A. 好发于舌腹部　　　　　　B. 病损区中间表现为丝状乳头萎缩　　C. 患者有自发痛
    D. 又称为萎缩性舌炎　　　　E. 发病与环境不佳有关

【答案】B

【解析】地图舌又称游走性舌炎，其病损位置和形态多变。地图舌好发于舌背、舌缘等部位。病损呈片状乳头萎缩，故答案为B。呈不规则的红斑区域，边缘表现为丝状乳头增厚呈微隆起的边缘。约3/4的患者无自觉不适症状，偶有烧灼感或食用酸辣等刺激性食物有不适感。

14. 男，40岁，农民。以下唇糜烂反复发作3年就诊。春夏严重，秋冬减轻。检查发现，下唇水肿，唇红部1.5cm×1cm和0.5cm×1cm两处糜烂，糜烂面局限于唇红，不损害唇周皮肤，表面有渗出物，有血痂，其余唇红部可见脱屑。最可能的诊断是
    A. 慢性盘状红斑狼疮　　　　B. 扁平苔藓　　　　　　　　C. 多形红斑
    D. 干燥脱屑型唇炎　　　　　E. 光化性唇炎

【答案】E

【解析】光化性唇炎有明显的季节性，往往春末起病，夏季加重，秋季减轻或消退，多见于农民、渔民及户外工作者。好发于下唇，往往累及整个下唇。根据患者临床表现可诊断为光化性唇炎。

15. 慢性非特异性唇炎出现脓血性痂皮时，应首选的治疗措施是
    A. 湿敷至痂皮脱落　　　　　B. 红霉素软膏涂布　　　　　C. 氟轻松软膏涂布

D. 金霉素软膏涂布 E. 曲安奈德混悬液局部注射

【答案】A

【解析】慢性非特异性唇炎出现脓血性痂皮时，应首选的治疗措施是湿敷至痂皮脱落。直至结痂消除，渗出停止，皲裂愈合，然后才能涂布软膏类药物。

16. 地图舌患者可能有的症状是
A. 自发痛 B. 口干 C. 冷热疼
D. 烧灼刺激痛 E. 阵发性疼痛

【答案】D

【解析】地图舌又称为游走性舌炎、剥脱性舌炎，表现在舌背、舌尖、舌边缘等处出现大小不等的红斑，形状不规则，外围有一圈白色或黄白色的边界，形似地图而得名；一般无自觉症状，仅在吃刺激性食物时有舌头发痒、烧灼痛或麻刺感。

17. 有关皲裂的叙述，错误的是
A. 黏膜或皮肤发生的线状裂口，称为皲裂
B. 发生皲裂的原因是某些疾病或炎性浸润使组织失去弹力变脆
C. 核黄素的缺乏可以引起皲裂
D. 皲裂较浅，仅限于黏膜的上皮层时，容易愈合而不留瘢痕；皲裂较深，达黏膜下层时，愈合后将留有瘢痕
E. 愈合后一般不留瘢痕

【答案】E

【解析】由于皮肤干燥或慢性炎症使皮肤的弹性减低或消失，再加上外力的作用而形成的，故A、B、C正确，皲裂较浅时，容易愈合而不留瘢痕；皲裂较深可达肌层，愈合后留有瘢痕。

18. 最不需要治疗的疾病是
A. 沟纹舌 B. 白斑 C. 口腔创伤性溃疡
D. 腺周口疮 E. 艾滋病

【答案】A

【解析】沟纹舌如无合并感染，一般无须用药治疗，只要注意口腔卫生，经常清洗裂沟，可达到预防感染的目的。

19. 局部刺激和咽部炎症波及引起的舌乳头炎是
A. 丝状乳头炎 B. 菌状乳头炎 C. 叶状乳头炎
D. 轮廓乳头炎 E. 味蕾

【答案】C

【解析】因叶状乳头位于舌部侧缘，靠近咽部，富含舌扁桃体等淋巴样组织。在咽部发生炎症时常波及此乳头，局部刺激亦可引起炎症，患者常有明显的刺激痛或不适感。

20. 男孩，13岁。舌有时出现刺激痛近1年，检查见舌背有3块光滑的红色剥脱区，微凹陷，直径5～10mm，有两块已相连，剥脱区边缘为白色微高起的弧形或椭圆形所包绕，宽约1.5mm。可诊断为
A. 舌扁平苔藓 B. 舌乳头炎 C. 萎缩性舌炎
D. 地图舌 E. 裂纹舌

【答案】D

【解析】地图舌的病损部位由周边区和中央区组成，中央区表现为丝状舌乳头萎缩微凹，黏膜充血发红，表面光滑的剥脱样红斑；周边区表现为丝状舌乳头增厚，呈黄白色条纹或弧线状分布，与周围正常黏膜呈明显分界。题中给出的症状符合地图舌的诊断，因此D正确。选项A、B和C都可出现舌背的红色剥脱区，但周围没有白色弧线围绕，因此A、B、C错误，题干中并没有提到舌体的裂纹，因此E错误。

21. 女，30岁。因唇部干燥、脱屑就诊，检查发现患者唇红部轻度肿胀，干燥，脱屑，皲裂，追问病史患者新购一支口红，既往从未使用过此品牌。最可能的诊断是
A. 湿疹糜烂型唇炎 B. 干燥脱屑型唇炎 C. 唇疱疹
D. 血管神经性水肿 E. 白念珠菌感染性唇炎

【答案】B

22. 男，18岁。以上唇肿胀2年就诊，检查发现双唇肿胀，稍硬，有弹性，唇红部鲜红色，皱褶，以上唇明显。左侧鼻唇沟变浅，口角稍下垂。口内检查可见舌背多数沟裂。正确的诊断应该是
A. 湿疹糜烂型唇炎 B. 干燥脱屑型唇炎 C. 真菌性唇炎
D. 梅-罗综合征 E. 沟纹舌

【答案】 D

【解析】 从题干可看出患者有明显的复发性口面部肿胀、复发性周围性面瘫、裂舌（沟纹舌）三联征，是梅-罗综合征的典型表现。

23. 女，50岁。以舌烧灼样疼痛半年就诊。检查可见舌背厚白苔，两侧边缘近根部红肿，有粟粒状突起和垂直向较深的沟裂，咽充血，水肿，诊断应为
    A. 沟纹舌　　　　　　　　B. 地图舌　　　　　　　　C. 舌叶状乳头炎
    D. 舌菌状乳头炎　　　　　E. 舌轮廓乳头炎

【答案】 C

【解析】 叶状乳头位于舌部侧缘，接近咽部，实为淋巴样组织，在咽部发生炎症时常波及此乳头。局部刺激亦可引起炎症。患者舌烧灼样疼痛，两侧边缘近根部红肿，有粟粒状突起和垂直向较深的沟裂，咽充血，故诊断为舌叶状乳头炎。

24. 慢性唇炎的临床表现如下，除了
    A. 唇肿胀　　　　　　　　B. 皲裂　　　　　　　　　C. 脱屑
    D. 结痂　　　　　　　　　E. 放射状斑纹

【答案】 E

【解析】 慢性唇炎的临床表现有唇肿胀、皲裂、脱屑、结痂、糜烂等，自觉灼热疼痛，或发胀发痒，但是没有放射状斑纹。放射状斑纹多见于盘状红斑狼疮，而A、B、C、D的内容都可以出现在慢性唇炎的临床表现上。

25. 患者，女，78岁，口角糜烂两个月。查：双侧口角区湿白糜烂有皲裂线，全口义齿重度磨耗。此患者应属于哪一类口角炎
    A. 营养不良性口角炎　　　B. 念珠菌口角炎　　　　　C. 接触性口角炎
    D. 创伤性口角炎　　　　　E. 球菌性口炎

【答案】 B

【解析】 感染性口角炎由细菌、病毒、真菌等病原微生物引起。白念珠菌、金黄色葡萄球菌和链球菌为最常见的感染病原微生物。在牙齿缺失过多或因全口牙重度磨耗所造成𬌗间垂直距离缩短、口角区褶皱加深的情况下，为链球菌、葡萄球菌或白念珠菌感染提供了有利条件。根据题中描述可确诊为念珠菌口角炎。

26. 患者，女，6岁。舌背部出现不定的圆形线斑，检查：舌背中部偏有一圆形丝状乳头剥脱区，色红、微凹陷，无疼痛，直径约10mm，边缘发白，微凸出，舌活动正常。全身未见异常。应诊断为
    A. 药物过敏性口炎　　　　B. 球菌性口炎　　　　　　C. 接触性口炎
    D. 扁平苔藓　　　　　　　E. 游走性舌炎

【答案】 E

【解析】 游走性舌炎根据临床表现即可诊断。①儿童多见，成人中女性多于男性。②病损主要位于舌背、舌尖、舌缘。③基本病损为丝状乳头萎缩后形成的圆形或椭圆形红色剥脱区，钱币大小，边缘有1~2mm宽的丝状乳头增生形成的黄白色边缘。④损害可单独存在或多个存在，可相互融合成形状不一的地图状改变。⑤损害可突然出现，突然消失，一昼夜即改变位置和形状，也可持续数日或数周不变。⑥半数以上患者合并沟纹舌。

（27~28题共用题干）
患者，女，42岁。发现舌背红色斑块1年，病损时常改变位置，无自觉症状，偶有刺激痛。

27. 患者的诊断可能是
    A. 口腔白斑　　　　　　　B. 扁平苔藓　　　　　　　C. 地图舌
    D. 舌乳头炎　　　　　　　E. 肉芽肿性舌炎

【答案】 C

【解析】 地图舌好发于舌背、舌尖、舌缘部。中央区表现为丝状舌乳头萎缩微凹。黏膜冲洗发红、表面光滑的剥脱样红斑。起初为小点状，逐渐扩大为地图样，持续1周或数周内消退，同时又有新病损出现，似在舌背移动"游走"。病损多在舌前2/3游走，可昼夜间发生明显的位置移动。患者一般无疼痛等不良感觉。

28. 此病的发生与以下哪项相关度最小
    A. 胃肠功能紊乱　　　　　B. 贫血　　　　　　　　　C. 病灶感染
    D. 情绪　　　　　　　　　E. 舌黏膜发育不良

【答案】 E

【解析】 游走性舌炎的病因如下。①遗传因素；②免疫因素；③精神心理因素；④其他因素：包括人群起源差异因素；内分泌（月经紊乱，怀孕期）、营养因素（消化不良、维生素B族缺乏、儿童缺锌）、口腔的局部因

素（乳牙萌出，龋齿），还有个体体质强弱、脂溢性皮炎、Reiter's综合征、贫血、胃肠紊乱、感染性病灶等。

29. 关于游走性舌炎，下列哪种说法是正确的
A. 好发于舌腹部   B. 病损区中间表现为丝状乳头萎缩   C. 患者有自发痛
D. 又称为萎缩性舌炎   E. 发病与口腔环境不佳有关

【答案】B

【解析】游走性舌炎好发于舌背、舌尖、舌缘。病损部位由周边区和中央区组成。中央区表现为丝状乳头萎缩凹陷，黏膜充血发红，表面光滑的剥脱样红斑。周边区表现为丝状乳头增厚，呈黄白色条带状或弧线状分布，宽约数毫米，与周围正常黏膜形成明显的分界。患者一般无疼痛症状，合并感染时可有疼痛感。确切病因尚不明确，可能的主要因素包括遗传、免疫、精神心理因素及其他因素，不包括口腔环境的好坏。萎缩性舌炎是指舌黏膜的萎缩性改变，除黏膜表面舌乳头萎缩消失外，舌上皮全层以至舌肌都萎缩变薄，全舌色泽红，光滑如镜面，也可呈苍白，又称光滑舌或镜面舌。故不选D。

第七单元 性传播疾病的口腔表征

1. 艾滋病的病原体是
   A. 巨细胞病毒
   B. EB 病毒
   C. 人乳头状瘤病毒
   D. 人类免疫缺陷病毒
   E. 单纯疱疹病毒

【答案】D

【解析】艾滋病是获得性免疫缺陷综合征的简称，是由人类免疫缺陷病毒感染引起的以 CD4 淋巴细胞减少为特征的进行性免疫功能缺陷，并继发各种机会性感染、恶性肿瘤和中枢神经系统病变。

2. 梅毒的病原体为
   A. 苍白螺旋体
   B. 螺旋体
   C. 白念珠菌
   D. 单纯疱疹病毒
   E. 人类免疫类药物缺陷病毒

【答案】A

【解析】梅毒是由梅毒螺旋体引起的一种慢性性传播疾病，梅毒螺旋体可侵犯人体几乎所有器官，因此梅毒的临床表现复杂多样。梅毒螺旋体又称苍白螺旋体苍白亚种，必须在暗视野显微镜下才能看到。白念珠菌可引起真菌感染性疾病的发生，单纯疱疹病毒可以导致皮肤及黏膜的病毒感染性疾病，人类免疫类药物缺陷病毒可导致艾滋病的发生。螺旋体包括多种，答案中没有特指，故排除 B、C、D、E。

3. 治疗梅毒首选
   A. 红霉素
   B. 氯霉素
   C. 金霉素
   D. 青霉素
   E. 链霉素

【答案】D

4. 根据传染途径不同，梅毒可分为
   A. 一、二和三期梅毒
   B. 梅毒硬下疳、梅毒黏膜斑和梅毒白斑
   C. 先天梅毒和晚期梅毒
   D. 早期梅毒和晚期梅毒
   E. 胎传性梅毒和获得性梅毒

【答案】E

【解析】根据传染途径的不同，梅毒可分为获得性（后天）梅毒和胎传（先天）梅毒，排除 C、D；根据病程的长短分为早期梅毒和晚期梅毒，故排除 D。而一、二和三期梅毒是获得性梅毒的临床表现，排除 A；梅毒硬下疳、梅毒黏膜斑和梅毒白斑分别是后天梅毒的一期和二期的表现，排除 B。

5. 与艾滋病预防无关的有
   A. 严格检疫，防止传入
   B. 严格选择血制品和供血者
   C. 避免接触污染 HSV 的物品
   D. 避免性关系混乱
   E. 加强对危险患者的监测

【答案】C

【解析】艾滋病是人类因为感染了人类免疫缺陷病毒（HIV）后导致的免疫缺陷，HSV 是单纯疱疹病毒，可引起单纯疱疹，单纯疱疹是 HIV 常见的疱疹病毒损害，但避免接触污染 HSV 的物品并不可以预防艾滋病。艾滋病的预防，应采取综合预防措施，开展宣教。控制传染源：患者及无症状 HIV 携带者应当隔离；切断传播途径：严格筛选供血人员，严禁注射毒品，取缔娼妓，打击卖淫嫖娼，焚毁患者所有物品；保护易感人群：孕妇不要护理艾滋病患者。

6. 不是 HIV 相关性牙周病的是
   A. 牙龈线性红斑
   B. HIV 相关性牙周炎
   C. 急性坏死性牙龈炎
   D. 坏死型牙周炎
   E. 坏死性口炎

【答案】E

【解析】坏死性口炎是艾滋病的口腔表征，不是 HIV 相关性牙周病的表现。坏死性口炎表现为广泛的组织坏死，严重者与走马牙疳相似。

7. 以下是艾滋病患者的口腔常有表现，除了
   A. 扁平苔藓
   B. 带状疱疹
   C. 急性坏死性龈口炎
   D. 卡波西肉瘤
   E. 毛状白斑

【答案】A

【解析】艾滋病是获得性免疫缺陷综合征的简称，是由人类免疫缺陷病毒感染引起的进行性免疫功能缺陷

的疾病，并继发各种机会性感染。HIV感染者可能首先在口腔科就诊，因为有30%的患者是先出现口腔表征的，如：口腔念珠菌病、毛状白斑、口腔单纯疱疹、带状疱疹、巨细胞病毒感染、卡波西肉瘤、牙龈线形红斑、急性坏死性溃疡性牙龈炎、坏死性牙周炎等，扁平苔藓是疾病的名称，并非表现。

（8~10题共用题干）

男，50岁。口腔内起白斑。检查：口腔内左侧黏膜及上腭有灰白色光滑而微隆起的斑块，双侧前臂散在性玫瑰样红色斑疹。低烧，头痛。患者自述阴茎部曾有过溃疡，已痊愈。

8. 该病初步印象是
A. 盘状红斑狼疮　　　　　B. 多形性红斑　　　　　　C. 扁平苔藓
D. 口腔白斑　　　　　　　E. 梅毒
【答案】E

9. 进一步确诊需检测的项目是
A. 快速血浆反应（RPR）　　B. Tzanck 细胞检查　　　　C. 活检
D. 结核菌素试验　　　　　E. HIV 抗体检测
【答案】A

10. 首选的治疗药物是
A. 制霉菌素　　　　　　　B. 卡那霉素　　　　　　　C. 链霉素
D. 青霉素　　　　　　　　E. 红霉素
【答案】D

【解析】患者口腔黏膜上出现灰白色光滑的斑块，皮肤出现玫瑰疹，生殖器出现过溃疡，现已愈合。可根据此临床特点诊断为梅毒（二期），盘状红斑狼疮、多形性红斑及扁平苔藓、白斑都没有皮肤玫瑰疹的出现。想要诊断梅毒需要根据临床表现及实验室的检查，如下表格。Tzanck 细胞检查是进行天疱疮检测的方法。活检可以检测白斑、红斑等疾病。结核菌素试验可以检测口腔结核疾病，HIV 抗体是用来检测艾滋病的方法。对于梅毒的治疗首选的是青霉素，对于青霉素过敏的患者可选用头孢曲松钠、盐酸四环素及多西环素。

微生物学检查	涂片暗视野显微镜检查	
血清学检查	非特异血清试验	快速血浆反应（RPR）
	特异性血清试验	荧光螺旋体抗吸收试验（FTA-BS）、梅毒螺旋体血凝试验（TPHA）

（11~13题共用题干）

患者，男，39岁，出现口腔溃疡1周，经检查舌背有一钱币大小的孤立溃疡，表面有棕色薄痂，触之有软骨样感觉。患者承认与另一梅毒患者有性接触史。

11. 该患者的病损属于
A. 二期梅毒损害　　　　　B. 一期梅毒损害　　　　　C. 先天梅毒损害
D. 后天梅毒损害　　　　　E. 三期梅毒损害
【答案】B

12. 常发生在感染后
A. 第一周　　　　　　　　B. 第二周　　　　　　　　C. 第三周
D. 第四周　　　　　　　　E. 第五周
【答案】C

13. 临床症状为
A. 无痛　　　　　　　　　B. 疼痛　　　　　　　　　C. 烧灼感
D. 刺激痛　　　　　　　　E. 瘙痒
【答案】A

【解析】患者与梅毒患者有性接触后，出现口腔溃疡，触之有软骨样感觉，可诊断为后天梅毒。后天梅毒根据病程长短及临床表现分为三期，一期梅毒为硬下疳；二期梅毒为口腔黏膜斑及皮肤玫瑰疹；三期梅毒为树胶肿。该患者的病损属于一期梅毒。一期梅毒时梅毒螺旋体进入人体后有3周左右的潜伏期。硬下疳直径可达1~2cm，中心有溃疡或形成痂皮，特点为无疼痛感。不经治疗硬下疳亦可自愈。

14. 多数HIV感染者都有口腔表现，与感染最为常见的口腔病损是
A. 口腔念珠菌病　　　　　B. 口腔毛状白斑　　　　　C. 口腔卡波西肉瘤
D. 口腔疱疹　　　　　　　E. 与艾滋病相关的牙周炎
【答案】A

【解析】与HIV相关的口腔疾病主要包括七大类：念珠菌感染、毛状白斑、卡波西肉瘤、牙龈线形红斑、坏死性龈炎、坏死性牙周炎、非霍奇金淋巴瘤。其中念珠菌感染是艾滋病相关的口腔疾病中最为常见的一种疾病。口腔毛状白斑是HIV感染者的一种特殊的口腔损害。

15. 艾滋病病毒的特点是
   A. 耐高温　　　　　　　　　B. 不耐高温　　　　　　　　　C. 在唾液中的浓度高
   D. 在体外容易生存　　　　　E. 只在血液和精液中
【答案】B
【解析】艾滋病病毒又称人类免疫缺陷病毒，它通过破坏人体的T淋巴细胞，进而阻断细胞免疫和体液免疫过程，导致免疫系统瘫痪，从而致使各种疾病在人体内蔓延，最终导致艾滋病。该病毒对热敏感，56℃环境下30分钟即可灭活，不耐高温因此B正确，C错误。病毒可广泛存在于患者的血液、精液、子宫和阴道分泌物、唾液、泪液、乳汁、尿液、脑脊液、羊水中，E选项错误。其中以血液、精液、阴道分泌物中浓度最高，在唾液中浓度相对较低，C选项错误。该病毒离开人体生存能力极差，在体外不易生存，D选项错。

16. 患者，男，13岁，上前牙先天性畸形，要求矫治。检查：上中切牙切缘中央可见半月形缺陷，切缘比牙颈部狭窄，切牙之间有较大空隙。第一恒磨牙的牙尖皱缩，牙尖向中央偏斜，釉质发育不全，呈多个不规则的小结节和坑状凹陷散在于近咬合面。诊断为
   A. 一期梅毒　　　　　　　　B. 二期梅毒　　　　　　　　　C. 获得性梅毒
   D. 晚期胎传梅毒　　　　　　E. 淋病
【答案】D
【解析】梅毒可分为一期梅毒、二期梅毒、三期梅毒、先天梅毒。先天梅毒在口腔中表现为畸形牙。切牙呈半月形，切缘较牙冠中部窄。磨牙呈桑葚状、牙尖向中央靠拢。此患者临床表现"上中切牙切缘中央可见半月形缺陷，切缘比牙颈部狭窄"符合先天性梅毒临床表现。

17. 三期梅毒的标志性表现是
   A. 梅毒性舌炎　　　　　　　B. 梅毒性舌白斑　　　　　　　C. 结节性梅毒疹
   D. 树胶样肿　　　　　　　　E. 梅毒性口炎
【答案】D
【解析】获得性梅毒的表现分为三期。一期梅毒的主要表现为硬下疳；二期梅毒的主要表现为黏膜炎和黏膜斑；三期梅毒的主要表现为结节性梅毒疹和树胶样肿，其中树胶样肿是三期梅毒的标志，C错误。三期梅毒的口腔黏膜损害主要是三期梅毒舌炎、舌白斑，但不是标志性表现，因此A、B、E错误。

18. 引起艾滋病的病毒是
   A. 带状疱疹病毒　　　　　　B. Ⅰ型单纯疱疹病毒　　　　　C. Ⅱ型单纯疱疹病毒
   D. 免疫缺陷病毒　　　　　　E. 柯萨奇病毒
【答案】D
【解析】艾滋病病毒又名人类免疫缺陷病毒（HIV），感染HIV会引起一组以严重的细胞免疫功能缺陷为特征，并由此导致各种机会性感染或肿瘤的疾病。所以选D。带状疱疹病毒引起带状疱疹。Ⅰ型单纯疱疹病毒引起口腔黏膜、咽、口周皮肤、面、腰皮肤及脑的疱疹性疾病。Ⅱ型单纯疱疹病毒引起腰以下及生殖器感染。柯萨奇病毒可引起疱疹性咽峡炎。

19. 以下是关于毛状白斑的临床表现的描述，除了
   A. 多为双侧发生　　　　　　B. 表面有毛状突起　　　　　　C. 可以用棉签擦掉
   D. 一般无自觉症状　　　　　E. 主要在舌缘、舌腹
【答案】C
【解析】毛状白斑是HIV感染在口腔中的表现，是患者全身免疫严重抑制的表现之一，少数患者可见于骨髓或器官移植后的患者。多为双侧发生，表面有毛状突起，不能用棉签擦掉，一般无自觉症状，主要在舌缘、舌腹选项A、B、D、E说法均正确，本题问除了，所以选择C。